Mika Masuda
増田美加
女性医療ジャーナリスト

もう我慢しない!おしもの悩み

40代からの女の選択

オークラ出版

おしも（デリケートゾーン）は、人生100年時代の女性の健康のカギに！

体の中でも、とても大切な部位である「おしも（デリケートゾーン）」。

自分の体なのに、きちんとした知識があるという人は意外と少ないのではないかと思います。けれども、女性にとっては、人生を大きく左右するような不具合や不調が起こる部位でもあります。

おしものトラブルを取材して30年近く経ちますが、包み隠さず、おしもの悩みをこんなに語れる日が来ようとは、思ってもいませんでした。以前は、いわゆる女性の恥部とされ、見ることも、触ることも許されないブラックボックスでした。

けれども、昔から女性におしもの悩みがなかったわけではありません。乾燥してヒリヒリ痛い、かゆい、におう、セックスが痛くてつらい、頻尿、尿がもれる、腟がゆるむ、小陰唇がたるむ、黒ずむ……。

女性たちは、「年だからしかたがない」「人に見せるわけではないから……」「恥ずかしくて人には言えない」と、ただただ耐えていました。

おしもの不具合は女性の健康問題の中で重要なことでありながら、治療する診療科が多領域にわたることや、尿もれ、尿失禁、子宮脱や性交痛などの症状は女性に羞恥心を抱かせ、また生命にかかわらないことから、医療では取り組みにくい状況でした。

しかし、今は違います。医療の世界でもGSM（Genitourinary syndrome of menopause＝閉経関連尿路生殖器症候群）という疾患概念ができ、おしもの不快症状は女性が訴えて当然のこと、改善できること、という考えに変わりつつあります。

「老化というひと言で片づけてはいけない」と、医療者の考え方自体も変化しています。大きなパラダイムシフトが起きたのです。

今、女性活躍の時代が訪れるとともに、ようやくこの問題に対して声をあげる女性が増え、解決策を求め始めています。

なかでも今回、取材にご協力いただいた4名の医師、関口由紀先生、八田真理子先生、喜田直江先生、慶田朋子先生は、その女性たちの声に耳を傾け、早くからおしもの不快症状改善や治療に取り組んできた方々です。

おしもについての正しい知識と興味関心をもって、ケアを丁寧にしていくことは、女性の健康寿命を延ばすことにもつながります。

地球上のすべての人類が新型コロナウィルスと闘っている今、ひとりひとりが感染しないような予防行動をとることは、地球規模で社会を救うことになります。それと同様に、ひとりひとりが健康意識を高め、健康でいるための行動をとることは、自分のためだけではありません。超高齢化社会を迎える日本や世界にとって、大きな社会貢献にもつながるのです。

女性の健康のキーは、おしもにあります。

人生100年時代、本当の意味で女性が活躍できる世の中になるように、この本が少しでも役に立てれば幸いです。

Contents

第2章

人に言えない〝萎縮と乾き〟の悩み

体験取材 1

閉経後のVIO脱毛はできるの？ なんのためにするの？

第3章

パートナーのために。いつか来る「介護される日」のために

体験取材

2

外陰腟萎縮はどこまで改善できるのだろう?

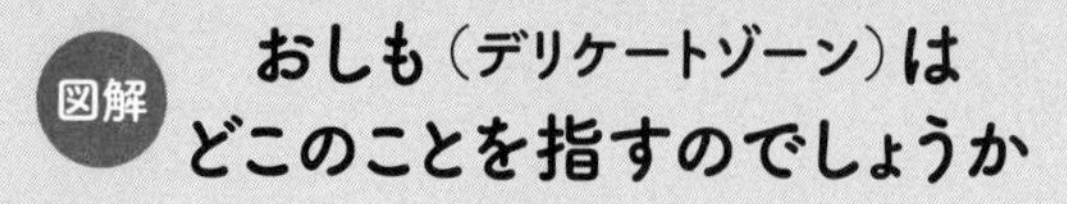

外性器

クリトリス
小陰唇の上端に包まれています。小さな隆起で、男性のペニスに相当します。

恥丘
Vラインの陰毛部分を上から押すと触れる硬い骨が恥骨。その恥骨のカーブに沿った、なだらかな丘が恥丘です。

大陰唇
恥丘の下から肛門のすぐ近くまでの割れ目のふっくらした左右の皮膚が大陰唇。尿道や腟の入口を柔らかく覆って保護します。

外尿道口
クリトリスのすぐ下。膀胱からつながっていて尿が放出される出口です。

小陰唇
大陰唇の内側にあり、前はクリトリスを覆うようにはじまり、後ろは会陰のあたりまで。

腟前庭
左右の小陰唇に囲まれた部位。前側に尿道口、後ろ側に腟口があります。

会陰部
大陰唇と小陰唇がくっつく部分から肛門までのあいだです。強靭で、分娩時は赤ちゃんの頭が出られるだけの伸縮性があります。

腟口
外尿道口の下にある、腟の入り口。柔らかい粘膜でできていて柔軟性があります。

上記がおもなおしも（デリケートゾーン）の部位ですが、傍線を引いた「なだらかな丘」「ふっくらした皮膚」「柔らかく覆って保護する」「柔軟性、伸縮性がある粘膜」という表現は、すでに閉経を迎えた女性には当てはまらないのです。そのことによって、かゆい、黒ずむ、乾燥、ヒリヒリ痛む、性交痛、頻尿、尿もれなどの不調が押し寄せてきます。

子宮

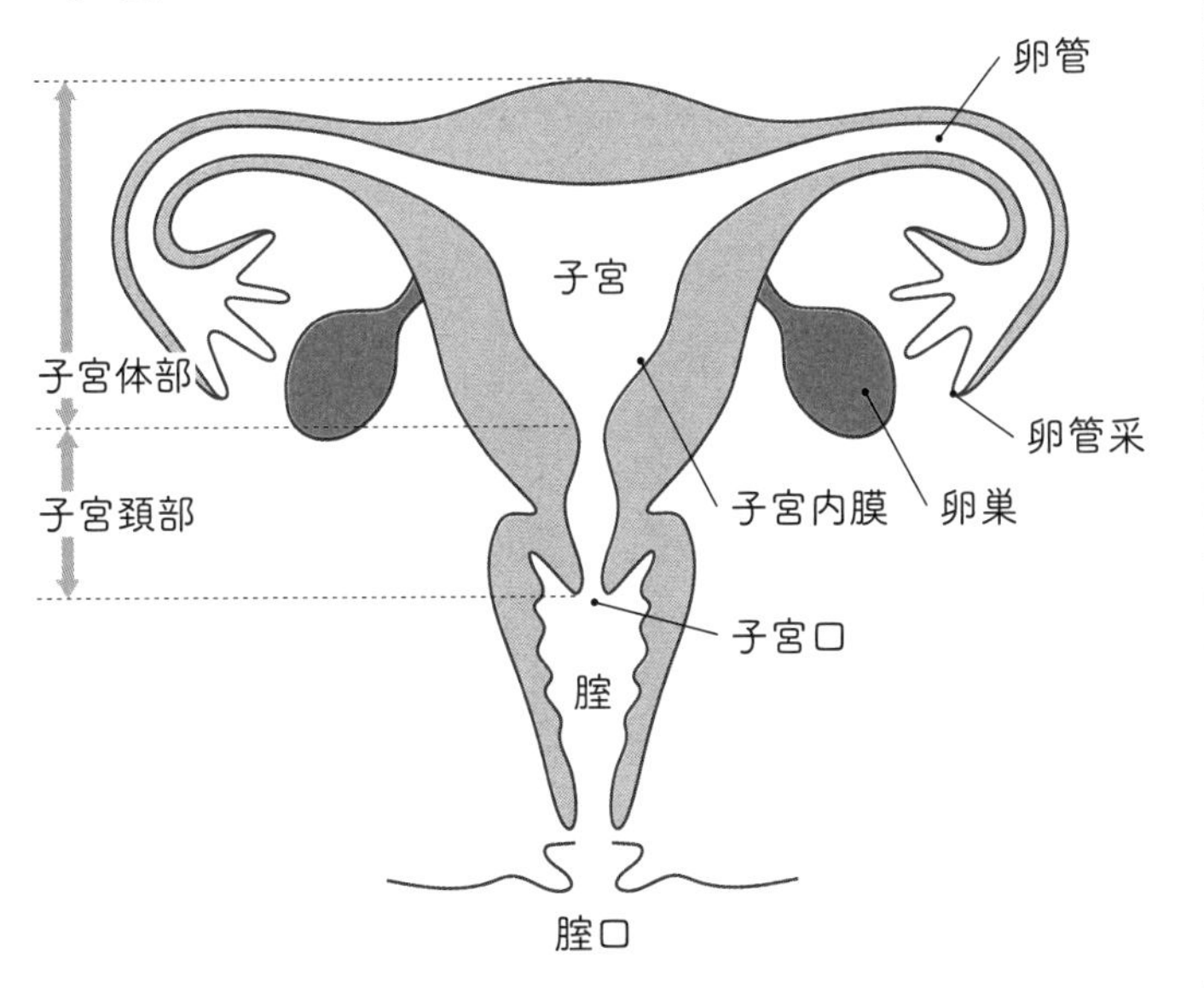

骨盤臓器

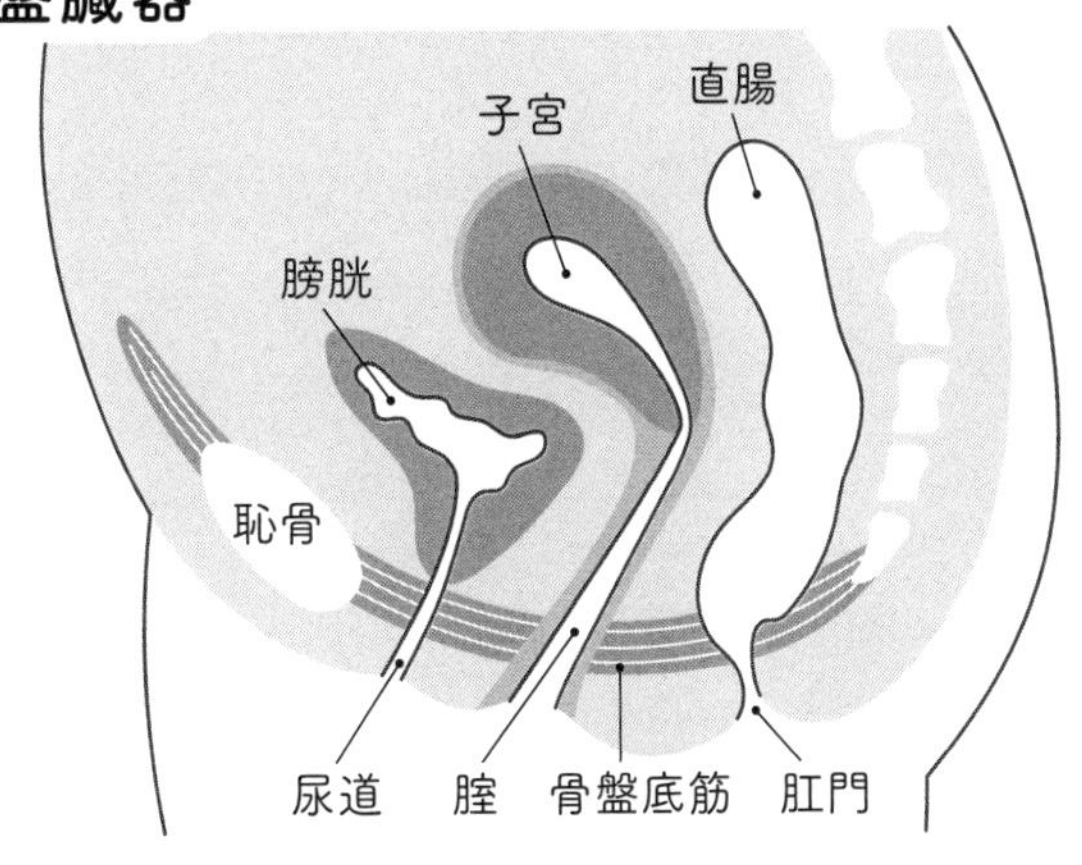

第1章

人に聞けない〝ゆるみともれ〟の悩み

もう、我慢する必要も、躊躇する必要もありません。
人生100年時代と言われている今日。
健やかな人生を送るために、
もはや、おしものケアは欠かせないものになっています。
「年だから」「恥ずかしいから」「誰にも見せないから」――。
そんな時代はもう終わったのです！

あー、ちびってしまう……

始まりは、頻尿でした。36歳のころです。

そのころ住んでいた自宅マンションが見えてくると、急にトイレに行きたくなります。

エレベーターを待つ間、立ち止まると我慢できないので、歩き回ります。エレベーターホールに誰も来ないのを祈りつつ……。無事、ひとりでエレベーターに乗って、誰もいないことにホッとするのも束の間、腰を落として小刻みに揺らさないと我慢できません。

少し我慢すると、波が静まりました。エレベーターのドアが空いて、自宅の部屋まで急ぎ足。衝撃を与えるともれてしまいそうなので、ソーッとです。

部屋の前に立って、手に持った鍵を差し込もうとすると、あーあっ、少しちびってしまいました。

お気に入りの新しいショーツを履いている日だったので、さらにがっかり。心のダメージは大きいのです。

そんなことをたびたび経験していたころ、取材の中で「あー、これが過活動膀胱（OAB＝Overactive Bladder）だ」ということに気づきました。

急に我慢できない強い尿意に襲われる

ちょうどそのころ、日本で初めておこなわれた過活動膀胱の疫学調査の結果（2002年）が発表になって、40歳以上の12・4％に過活動膀胱の症状があり、その割合は年齢とともに増加していることがわかりました。

日本の人口に換算すると、810万人も過活動膀胱の人がいると推定されます（2021年現在では、高齢者人口はさらに増加、患者数は1000万人以上に増加したと予想されます）。そのうち治療を受けている人は70〜80万人。多くの人が、誰にも相談できずにあきらめたり、我慢したりしていることがわかったのです。

その後の調査（２００３年　本間之夫ほか、日本排尿機能学会誌14：266-277、https://www.hainyou.com/m/oab/）でも、40歳以上の男女の8人に1人が、過活動膀胱の症状を持っていることがわかっています。40代から年齢が上がるごとに、患者数は増えています。

過活動膀胱とは、急に起こる我慢できないような強い尿意（尿意切迫感）をおもな症状とする症候群。

正常な膀胱は脳からの指令によってコントロールされていますが、過活動膀胱では、なんらかの原因で膀胱がコントロールを失ったような状態になってしまいます。少量の尿がたまっただけで、膀胱が過剰に収縮、我慢できないような強い尿意切迫感が急激に起こります。そのため、トイレが近くなったり（頻尿）、就寝後何回もトイレに起きたり（夜間頻尿）、強い尿意によりトイレにたどりつくまでに我慢できずに尿がもれる（切迫性尿失禁）などの症状を起こします。トイレに間に合わずに、尿もれしてしまう切迫性尿失禁をともなう人は、最近では、過活動膀胱の約60％になっています。

周りの30代、40代の親しい仕事仲間からは、「頻尿でトイレが近くて困る」という声は聞こえてきましたが、過活動膀胱で「ちびってしまうことがある」などと話す人は、そのころはまだいませんでした。

かなり恥ずかしいことでしたからね。当時、「尿もれする」なんて言うことは。

映画の途中で必ずトイレに

私の30代ごろの過活動膀胱は、漢方薬を飲んでいるうちに、気にならなくなってきました。

そのころ、ストレス度の高い仕事が多く、かつ不規則。30代後半でもう更年期が来たのかと思うほど、疲れて疲れてしかたがなく、便秘、肩こり、肌荒れにも悩まされていました。その対策として、漢方専門医から「桂枝茯苓丸(けいしぶくりょうがん)」などの漢方薬を処方してもらいました。その漢方薬は、頻尿、尿もれの対策のためのものではありませんが、冷えが改善されたことがよかったのかもしれません。漢方薬には、主症状以外の不調を改善する作用があることは知られていますから、そのためかと思います。

その後、40代半ばころになって、映画の途中でトイレに行きたくなり、上映途中でトイレに行くことが続いたりしたときは、女性泌尿器科医の関口由紀先生（34ページから登場）から、「ウリトス（イミダフェナシン・２００７年発売）」（保険適応薬）を処方してもらったこともありました。

１９８０年代後半から90年代の頻尿、尿失禁に使われていた薬は、口の中の渇き、便秘などの副作用がありました。

でも、２０００年代に入って日本で発売され始めた頻尿、尿失禁の薬は、かなり副作用が軽減されて、私も口の乾きや便秘などの副作用を感じることなく、映画を中座せずに最後まで観ることができるようになりました。やっと日本でも躊躇せずに飲める薬が出てよかった、と思ったのを覚えています。

閉経後の今は、また夜寝ている間に一度はトイレに行きたくなるので、薬を飲んで、この夜間頻尿を治療しなくては、と思っているところです。

膀胱炎から過活動膀胱になるなんて

ここで、膀胱炎から過活動膀胱になった後輩S子（39歳）の話をしておかないといけません。

彼女は、若いときから細菌性膀胱炎によくかかっていました。トイレが近くなったり、おしっこをするときに下腹部が痛んだり、尿が出きった感じがせず、尿に血が混じることもありました。

でもその都度、泌尿器科で抗菌剤を処方してもらえば、1週間もかからず治っていました。

ところが、最近また頻尿と残尿感がひどくなり、泌尿器科で細菌性膀胱炎の抗菌剤をもらって残尿感は治ったのですが、頻尿が治まりません。以前は1日8回くらいだったトイレが今は1日15回以上。しかも、強い尿意切迫感でトイレに行っても、思ったほど尿が出ないというのです。

「1時間の会議中に中座してトイレに行かなくてはならず、どうしたらいいのか。病院で水分をできるだけたくさん摂るようにして、トイレを我慢しないで、と言われたのでそのとおりにしているのに……」とS子。

でも、それがいけなかったのです。

最近の抗菌剤はよく効くので、細菌は1週間以内に退治されます。ですから、水分は通常通りに戻し、トイレもあえて頻繁に行かず自然な回数に戻すことが大事だと言われています。

それなのに、水の飲みすぎ、トイレ頻回を続けていると、過活動膀胱に移行してしまうことがあるのです。

「トイレを我慢するとよくないから」「菌が増えて膀胱炎になってしまうから」と尿がたまっていないのにトイレに行く人がいますが、これは要注意です。膀胱が正常に尿をためられなくなってしまうことがあります（40ページでも紹介します）。

S子は、現在、過活動膀胱の治療をおこなっている最中です。

抗菌剤でも治らない膀胱炎がある

普通の細菌性の膀胱炎と間違われて、いくら抗菌剤を飲んでも治らない。それどころか、下腹部の違和感が強くなって、痛みも感じるようになって苦しんだH子（48歳）のこともお話しします。

最終的に彼女は、細菌性膀胱炎ではなく、膀胱痛症候群（間質性膀胱炎）と診断されました。

頻尿で、トイレが我慢できず、膀胱など下腹部に痛みや違和感があり、検査をしても細菌が検出されないのが膀胱痛症候群（間質性膀胱炎）です。

H子の場合は、頻尿で1日に20回以上トイレに行き、しかも下腹部の痛みがどんどんひどくなって、仕事も休まざるを得ないところまでいきました。最初の病院では細菌性膀胱炎と言われ、抗菌剤を飲み続けていました。でも治らない。

「下腹部の、あのなんとも言えない嫌な感じと痛みから早く解放されたい、とずっと思っていました。だんだんうつっぽくなってしまって……。痛みは人から意欲を奪いますね。悪い病気なのでは、という不安も出てきて。膀胱痛症候群（間質性膀胱炎）と診断されたときは、病名がわかってホッとしました。治療で、今は8割くらい改善しています」

H子のように「ただの膀胱炎」と言われて、抗菌剤を飲んでも治らず、苦しんでいる人も少なくありません。

昔はどこを受診しても治らず困っている人が多くいましたが、今は、病気のメカニズムがわかってきて、効果的な治療法も解明され、一人ひとりにあった薬が処方されるようになってきています（42〜43ページでも紹介します）。

40歳から私を悩ませ始めた膣の萎縮

40歳になったころから、過活動膀胱よりも私を悩ませ始めた問題があります。デリケートゾーンの乾燥です。外陰部や膣の入り口が乾燥して、かゆみがあったり、硬めのデニムを履くと擦れて痛くて、不便さを感じたのが最初です。

ちょうどそのころ、43歳で私は乳がんになりました。乳がんをきっかけに、「運動を習慣にせねば！」と、ヨガやピラティス、ランニングを始めました。それで、ますます外陰部や膣の乾燥が気になるようになったのです。

ヨガやランニングをしているとき、ウェアが食い込んで、擦れて痛い！　人前でショーツの食い込みを直すわけにもいかず、ヒリヒリ痛いのを我慢しつつやっていましたが、徐々にヨガポーズの間に、人にわからないようにショーツの食い込みを直すワザも身につけました。

またあるときは、フィットネスバイクに乗って有酸素運動をしよう、と意気込んでジムに行ったのに、いざ始めたらサドルが外陰部に当たって痛くて、乗り続けられないというショックな出来事も経験しました。

性交痛どころではなく、婦人科で子宮や卵巣を検査する経腟超音波の細いプローブを腟内に入れるだけでも痛くて、出血する始末。経腟超音波検査は、痛みとの闘いでした。

これは、萎縮性腟炎と言われる症状で、当時は老人性腟炎とも言われていました。当時、私はまだ40代前半だったのに、老人性腟炎なんて、ひどい言い方！

萎縮性腟炎（老人性腟炎）は、おもに閉経前後に女性ホルモンのエストロゲンの分泌が低下することにより、腟のうるおいがなくなり、外陰部や腟が乾燥、萎縮して、雑菌が繁殖するために起こる炎症です。性交痛にも関連します。特に閉経後は、腟が萎縮して出血しやすくなり、痛くて日常生活にも支障が出る女性が増えてきます。かゆみ、黄色いおりもの、悪臭といった症状がともなうこともあります。

また、外陰腟萎縮症（VVA：Vulvar and vaginal atrophy）という言葉も登場しました。これは閉経に関連して、腟や外陰部の乾燥、不快感、痛みがあり、一部の女性は、かゆみ、灼熱感、おりものがあるとしています（ISSM＝International Society for Sexual Medicine）。

閉経後の女性が、エストロゲンの減少で腟粘膜が薄くなり、萎縮することで生じるさまざまな症状をまとめて、VVAと定義しています。閉経後女性の50％が悩んでいるとも言われています。

閉経前後のおしもの悩みが認められた！

当時から、海外では外陰腟萎縮症（ＶＶＡ）と病名をつけ、積極的に治療していて、北米閉経学会（ＮＡＭＳ）は「更年期、および閉経後の女性に対して、医師はＶＶＡの症状があるかどうかを質問すべき」としています（２０１３年 Position Statement）。

それほど、外陰部と腟の萎縮は、閉経前後の女性の日常生活に及ぼす影響が大きいと考えられてきたのです。

外陰腟萎縮症は、萎縮性腟炎（老人性腟炎）も含めた幅広い症状を捉えている定義だと考えられますが、日本では、２０００年代に入っても、ＶＶＡを意識した医療が広くおこなわれていたかというとまだまだ、という気がします。

ところがここ1～2年で大きな進歩がありました。外陰腟萎縮症から一歩進んで、閉経前後の女性が悩む尿路、生殖器のさまざまな症状を包括的にとらえたＧＳＭ

（Genitourinary syndrome of menopause＝閉経関連尿路生殖器症候群）という疾病概念ができたのです。

このことで、女性医療の流れも変わりました。女性はもっとデリケートゾーンの悩みを訴えていい、誰もが起こる可能性が高い症状だから、恥ずかしがらなくていい、という方向に向かい始めたのです（GSMの治療、ケアについては、66ページ以降で詳しく紹介します）。

膣がゆるんでくしゃみでもれる

私のおしもの悩みは、今も萎縮によって起こる不調がおもですが、出産をした人のなかには、逆に膣のゆるみのために起こる尿もれに悩む人もいます。

私の友人のY子（50歳）は、30代のころから尿もれに悩んでいます。産後から、くしゃみや笑ったりして腹圧がかかると、もれていました。この尿もれは、40代後半から顕著になっていると言います。

腹圧性尿失禁は、おなかに力が入ったときに尿がもれます。骨盤底の筋肉や靭帯が弱って膀胱や尿道をきちんと支えられなくなり、骨盤底筋群の協調運動ができず、尿道を閉じられなくなったために起こります。重症になると、歩いただけでも尿がもれるようになります。

出産直後や40代後半以降の女性に多く、尿もれの患者さんの過半数を占めています。重いものを持ちあげるとき、運動しているとき、また、くしゃみや咳をしたときに尿もれしてしまいます。

特に更年期になると、女性ホルモンのエストロゲンの分泌が低下するため、皮膚・粘膜・皮下組織に弾力やハリがなくなってきてしまいます。骨盤底も同様です。エストロゲンの分泌の低下で、弱って、ゆるんでしまうのです。

いかにエストロゲンが、尿道の粘膜にハリを持たせ、尿道をしっかり支える役割をしていたかということが、閉経すると実感できます。

友人のY子も「腹圧性尿失禁は、お産で膣周りや骨盤底筋が傷ついたことが原因だと思う。産婦人科でもそう言われた」と言います。

さらに、「女性泌尿器科や婦人科で骨盤底筋トレーニングを受けたけど、どこに力を入れたらいいか、ほとんどわからなかった。そのあと、ヨガに通っていたときは症状が軽減したけれど、最近忙しくてヨガに行けなくなってから、また、くしゃみで尿もれすることが増えてきたの。10カ月前に閉経したことも、大きいのかな……」とY子。

今は尿もれパッドで対応しているそうですが、「女性泌尿器科でちゃんと治療をしないと、ヨガを再開するのも怖い。もし、ヨガのポーズで急に腹圧がかかって、もれちゃったら怖いもの」と不安を抱えています。

膣のゆるみでパートナーを喜ばせられない

また、こんな友人もいます。

J子（49歳）は30代で離婚をしましたが、最近パートナーができました。どうやら結婚も考えているようです。彼女は昔からの友達なので、良いパートナーができたことを心から喜びました。

でも、悩みがあるというのです。それはセックスのこと。「性交痛？」と聞くと、「違うの。ゆるいみたいなの」と。要するに、彼女の膣がゆるんでいて、セックスのときに彼が快感を得られないというのです。

「ちょっとした頻尿とごく軽い尿もれはあったけど、膣がゆるんでいるなんて思ってもみなかった。そういえば、『湯船から上がると膣からお湯が出るなぁ、なぜだろう』って、2～3年前から思ってはいたんだけど、それが膣のゆるみのせいだなんて。最近になって、彼から膣のゆるみを指摘されて愕然としたわ。結婚を考えているから、彼のために治療しないといけないかなって迷っているのよ」とJ子。

膣からマンゴーが出てきた！

骨盤底の筋肉や靭帯・筋膜が衰えることによって起こる、膣のゆるみ。放っておくと、将来、尿失禁や骨盤臓器脱などの症状が起こることもあります。

骨盤臓器脱には、子宮脱や膀胱脱、膣脱、小腸瘤（脱）、直腸瘤（脱）などがあります。膣や骨盤底筋群がゆるんでしまうことで、骨盤内にある臓器――つまり子宮や膀胱、腸が膣から出てきてしまうのです。

昔、私が子どものころ、お風呂屋さんでおばあさんが湯船をまたぐときに、たまに見かけました。おまたから、マンゴーの小さいのが、ぶら下がってる様子……。

「えーッ、骨盤臓器脱！　子宮脱！　子宮が出てくるの！」と叫び声をあげたJ子。「すぐに治療に行くわ」と決心を固めたようでした（骨盤臓器脱についての症状や治療は35ページから詳しく紹介します）。

きっと経験している人が多いと思う尿トラブル。
さきほどから紹介してきた周りの友人たちや
私の尿トラブルへの対処法も含めて、
原因から最新の治療法、セルフケアを
女性泌尿器科の第一人者である関口由紀先生にうかがいました。

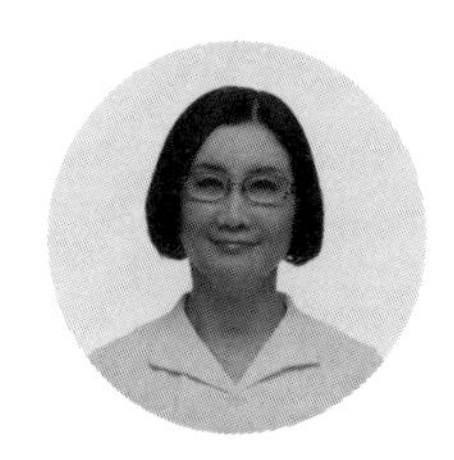

関口由紀 先生
女性医療クリニック
LUNAグループ理事長

せきぐちゆき／1989年山形大学医学部卒業、その後横浜市立大学大学院医学部泌尿器病態学修了（医学博士）、日本大学グローバルビジネス科ヘルスケアコース修了（経営学修士）。現在横浜市立大学医学部泌尿器科客員教授として女性泌尿器外来担当。2005年より現クリニック・LUNAを開設。日本泌尿器科学会専門医・指導医。

www.luna-clinic.jp

女性医療クリニック
LUNA横浜元町＆ネクストステージ
〒231-0861
神奈川県横浜市中区元町1丁目32
☎045-680-1226

骨盤底筋と腟の粘膜の老化が絡み合う

頻尿や尿もれなどの尿トラブルは、更年期以降増加し、40歳以上の約4割の女性が悩んでいるという調査もあります。

「尿トラブルの大きな原因のひとつは、骨盤底筋のゆるみです」と関口先生。

骨盤底筋は、骨盤の底にある筋肉。恥骨、坐骨結節、尾骨についている筋肉で、骨盤内の臓器である膀胱や子宮、直腸を支える役割があります。また、排泄のコントロールも骨盤底筋の役割です。便意や尿意があると骨盤底筋がゆるみ、排泄します。ところが過剰な負荷がかかり、締める筋力が低下すると、頻尿、尿もれなどの尿トラブルを起こすのです。

「また、尿もれ、頻尿のほかにも外陰部や腟の乾燥、性交痛などがあれば、GSM（Genitourinary syndrome of menopause ＝閉経関連尿路生殖器症候群）かもしれません。症状は、外陰部や腟の乾燥、灼熱感、かゆみ、尿失禁、頻尿・尿意切迫感、繰り返す膀胱炎、性交痛など多岐にわたります。GSM（閉経関連尿路生殖器症候群）は閉経後、女性ホルモンの低下にともなう外陰や腟の粘膜や皮下組織の萎縮と脆弱化で、泌尿器生殖器症状が顕著に起こる疾患です。3大徴候は、外陰部と腟のかゆみ、尿もれ、性交痛です」（関口先生）

以前は、老人性腟炎と呼ばれ、年だから仕方ないと放置されていました。しかし今、GSMはゆっくり確実に進行し、閉経後女性の生活の質の低下に影響していることが明らかになりました。

閉経後さらに増え始める尿トラブル

「骨盤底筋のゆるみの問題に加え、女性ホルモンの低下によるGSMが絡み合うことで、尿トラブルが起こるのが、更年期以降の女性の特徴です。尿トラブルのリスクが高いのは、遺伝的な骨盤底の筋肉や靭帯の弱さ、さらに妊娠、出産による骨盤底筋の損傷、加齢による筋肉量減少、便秘、喫煙などの生活習慣も関係します。骨盤底筋のゆるみとGSMは放っておいて自然に治ることはありません。ケアをしなければ、トラブルはどんどん進行します」（関口先生）

更年期以降の尿トラブルで多いのは、過活動膀胱、腹圧性尿失禁、骨盤臓器脱です。過活動膀胱はその名のとおり膀胱が過剰に活動してしまう病気、腹圧性尿失禁はくしゃみなどで腹圧がかかると尿もれする病気、そして骨盤臓器脱は腟から子宮や膀胱が出てきてしまう病気です。

そのほかに、100～1000人に1人がなると言われている膀胱痛症候群（間質性膀胱炎）は、明らかな原因がないのに下腹部に痛みや不快感などのつらい症状が起こる病気です。

これらの尿トラブルのなかでも特に、経腟分娩をした約3割もの人が起こすと言われているのが子宮脱などの骨盤臓器脱です。なんらかの理由で子宮が下がって腟内に出るのが子宮下垂、さらにひどくなって、子宮の一部または全部が腟の外に出てしまうのが子宮脱ですが、子宮だけでなく膀胱や直腸、小腸などの骨盤内の臓器が一緒に下がり、腟がつられて裏返ってしまうこともあります。

これは、出産や加齢、肥満によって骨盤底筋群の深層筋や靭帯・筋膜が傷つき、ゆるむことが原因です。そのほかにも、慢性の咳、重いものを持ち上げる仕事、慢性便秘など、腹圧をかけて骨盤底に強い負荷が加わることも原因となります。尿や便がもれ、支えを失った骨盤内の臓器が産道、つまり膣をめがけて落ちてくる。これが子宮脱などの骨盤臓器脱なのです。

初期は無症状ですが、進んできて子宮が外に出てくると陰部に何か挟まっている感じがあり、擦れて痛みます。頻尿・尿失禁・下腹部痛が合併することもあります。

重力にともなって臓器が出てくるため、就寝時は症状が出ず、朝起きて午前中はいいけれど、午後になると脱が進むというのも特徴です。

「症状があっても、羞恥心から受診せずにいる女性が多いのですが、骨盤臓器脱は自然に元に戻ることはありません。自分の手で膣口に触れる感じがあれば、まずは自分で押し戻す。便秘を改善する。骨盤底トレーニングをしてください。それでも症状が改善しなければ、婦人科や女性泌尿器科を受診することをおすすめします」

（関口先生）

尿トラブルのタイプ診断

過活動膀胱（頻尿、切迫性尿失禁）

- ☐ 1日8回以上トイレに行く
- ☐ 夜寝ている間に1回以上トイレに行く
- ☐ 急に尿がしたくなり我慢が難しいことが週1回以上ある
- ☐ 急に尿がしたくなり我慢できずに尿をもらすことがある

腹圧性尿失禁

- ☐ くしゃみや咳などおなかに力が入った瞬間にもれる
- ☐ 坂道を下るときに尿もれする
- ☐ 急に小走りすると尿もれする
- ☐ 重いものを持ち上げたときに尿もれする

膀胱痛症候群（間質性膀胱炎）

- ☐ 下腹部に痛みや不快感がある
- ☐ 少し尿がたまっただけで尿を出したくなり、その結果、頻尿になっている
- ☐ いつも膀胱に尿が残っている感じがする
- ☐ 尿は我慢できる

骨盤臓器脱（子宮脱、子宮下垂ほか）

- ☐ 尿もれ、頻尿、排尿困難がある
- ☐ 夕方になると、外陰部にピンポン玉のようなものがある感じがする
- ☐ 立っていると下腹部に引っ張られるような不快感や痛みがある
- ☐ 股間に何かがぶら下がる感じがする

尿トラブルにどんな治療ができるの？

尿トラブルは、いくつもの症状を重ね持っていることがしばしばあります。

昔は尿もれで病院に行くと「そんなのは病気ではない」と言われましたが、今は「尿もれ、尿意切迫感、頻尿は病気である」と国際的にも認識されています。女性泌尿器科も増えてきて、さまざまな尿トラブルを比較的簡単な検査で診断し、治療できるようになりました。

「症状があってそれを不快に感じるなら、女性泌尿器科を受診してください。泌尿器の検査で、尿トラブルの診断と必要な治療法がわかります」と関口先生。

たとえば、骨盤底トレーニングをすれば治る程度か、磁気や電気を使った刺激療法が有効か、内服薬ほかの薬が効くタイプか、手術をしたほうがいい状態かどうかなどがわかります。尿トラブルの種類と重症度によって効果的な治療法は異なりますが、さまざまな治療法があるので、医師のアドバイスを受けて自分に合ったものを選択することができます。

「治療は格段に進歩しています。薬も新しいものができ、種類も増えました。また、体に負担の少ない、画期的な尿失禁手術や骨盤臓器脱の手術も登場しています」（関口先生）

骨盤底トレーニングや膀胱訓練の有効性も明らかになり、専門的に指導する排泄機能指導士などのスペシャリストもいます。

ここからは、クリニックでおこなう泌尿器のさまざまな治療法について具体的にご紹介します。

【過活動膀胱】

- **内服薬**　β3刺激薬（1日1錠）、抗コリン剤（1日1／4錠、貼り薬）など
- **骨盤底トレーニング**
- **膀胱訓練**　少しずつ尿を我慢して、数カ月で排尿間隔を2～3時間にする。トイレを1日4～8回にできればOK

● **磁気、電気刺激療法**　磁気の椅子に座って骨盤底の筋肉に刺激を与える。皮膚にパッドを貼り低周波電気を流す

● **ボツリヌス療法**　ボトックス®（美容のシワとり治療に用いられる薬剤）を膀胱壁に注射する方法

【腹圧性尿失禁】

● **骨盤底トレーニング**

● **磁気、電気刺激療法**

● **テープを使った尿失禁手術**　テープで恥骨尿道靭帯を補強するTVT手術や膣ハンモックを補強するTOT手術、新しいTFS手術も

● **内服薬**　β2刺激薬など

【膀胱痛症候群（間質性膀胱炎）**】**

● **精神ストレスの緩和、食事指導**（酸味のある飲料・コーヒー・香辛料・アルコール・柑

お詫び

―「ちつ」の漢字について―

「ちつ」とパソコンで入力して変換すると、先に「膣」の字が出てくることが多いです。しかし、「ちつ」は「腟」が正式な漢字です。歴史的な流れにおいても、日本の医学用語としては「腟」が正しく、公益社団法人 日本産科婦人科学会でも「腟」を用いています。

上記を踏まえ、本書では「腟」に統一しています。

しかし、2箇所で誤変換を見逃してしまいました。

お詫びして、訂正いたします。

P9 目次（3行目）

✕　膣のセルフケアと予防法は？

↓

○　腟のセルフケアと予防法は？

P96 下段注釈（ウルトラヴェラ・2行目）

✕　殖し、膣をふっくらと

↓

○　殖し、腟をふっくらと

橘類などの摂取を避ける）、痛みが強いときは**定時排尿**（膀胱が充満する前に時間を決めて排尿する）、痛みが少ないときは**膀胱訓練**（膀胱に尿をためる訓練）など

- **内服薬**　鎮痛剤、抗アレルギー剤、抗うつ剤、免疫抑制剤など
- **膀胱水圧拡張検査**（**治療**）　麻酔をして膀胱に膀胱鏡を入れ、生理食塩水で膀胱を拡張する検査。治療の効果もある
- **膀胱内への投薬**　ヘパリン、DMSO（ジメチルスルホシド）、ステロイドなど
- ハンナ型間質性膀胱炎の場合には、経尿道的内視鏡下で電気焼灼をおこなう（ハンナ型間質性膀胱炎は難病に指定されています）
- **ボツリヌス療法**（2021年現在　健康保険非適応）

【骨盤臓器脱（子宮脱、子宮下垂ほか）**】**

- **骨盤底トレーニング**
- **磁気、電気刺激療法**
- **リングペッサリー留置法**

●リングペッサリー自己着脱法　リングを朝、自分で腟に入れ就寝前に取り出して洗う。症状に合わせ大きさもさまざま

●手術療法　LSC手術、TVM手術など

※子宮をとって残った腟壁を縫い縮める従来法は見直されてきています。また、腟からメッシュシートをいれる手術（TVM手術）、腹腔鏡でメッシュシートをいれる手術（LSC手術）があります。最近ではロボット手術もおこなわれています。メッシュテープで仙骨子宮靭帯を補強し、補強したテープの先端をアンカーで装着する日帰り手術（TFS手術）もあります。

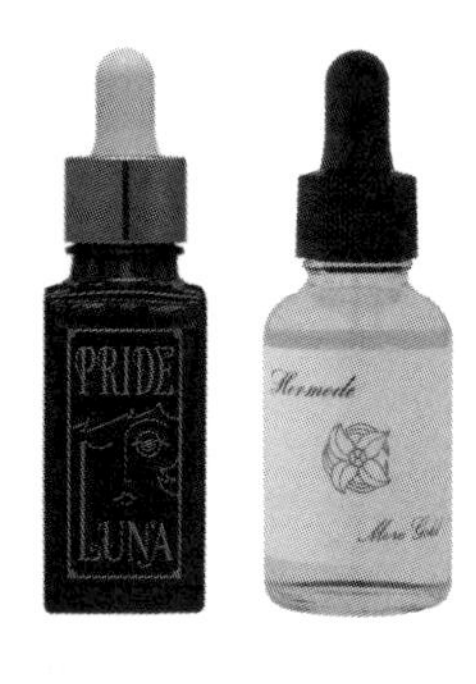

外陰部や腟のケアに

「LUNAPRIDE スキンプレミアム」（写真左）は関口由紀医師が開発した性ホルモン様抗酸化物質を含有した美容液。更年期症状に効果があるウマプラセンタ＆ハナビラダケエキスを配合。「ホルモードモアゴールド」（写真右）は、皮下組織のコラーゲン量を保つエストラジオールを配合した万能オイル。これらの2本を併用して腟や外陰部のマッサージと保湿をすることで、腟萎縮と乾燥のケアができる。

「LUNAエイジングケアセット」
12,000円（税別）

「LUNAPRIDE SHOP」
https://lunashop.shop-pro.jp/

尿トラブルへのセルフケアと予防法は？

「膣と外陰部のマッサージと乾燥対策をおこなったうえで、尿トラブルには骨盤底筋を鍛えるトレーニングが基本」と関口先生は言います。

では、骨盤底筋が衰えるとどうなるのでしょうか？

「骨盤の歪み、下腹がポッコリ出るなどのボディラインの崩れだけでなく、膣のゆるみ、萎縮、頻尿、尿もれ、下腹部痛、性交痛、骨盤臓器脱（子宮脱）などを起こす危険が高まり、それによって、うつ病リスクも高まると言われています。更年期以降の人生のＱＯＬを著しく低下させます」（関口先生）

骨盤底筋は、体のほかの筋肉と同様、鍛えれば筋力はアップし、何もしなければ衰える骨格筋です。意識しないと、普段あまり動かさないので、手足の筋肉より衰えるのが早いと言われています。

「軽い尿もれや頻尿なら薬を使わず、骨盤底筋トレーニングで80％改善するというエビデンス（科学的根拠）があります。呼吸法を考えた骨盤底筋トレーニングをすると、尿トラブルを改善するだけでなく、おなか周りの筋肉を使うので、姿勢もよくなり余分な脂肪もなくなります」（関口先生）

膣を内側に引き込むことをゆっくり繰り返すことが骨盤底筋のトレーニングになります。しかし、膣を意識できない人も多いので、次のような体操で膣の締め方を練習します。

❶背筋を伸ばし、両かかとをつけ、つま先を少し外に開く。息を吸いながら、膝をつま先の方向に曲げる。
❷ゆっくり膝を伸ばしながら、息を吐きつつ、膣の引き込みを意識して、両脚の内側をつける。5～10回繰り返す。

お風呂で手を膣に当てて締まりを確認することもしてみます。確認できない人は、クリニックで専門のトレーナーに指導してもらいましょう。

普段から骨盤を立てた正しい姿勢をとって、内転筋、殿筋、腹横筋と総合的に鍛えることが大事です。

頻尿には尿をためられるようにする膀胱訓練も大事

尿をためられるようにする膀胱訓練も簡単にできる頻尿改善法です。

具体的には、1日4〜8回のトイレですむように、少しずつ我慢して、トイレの間隔をあけていくようにします。

水分の摂りすぎの可能性もチェック。冬なら1日1〜1・5リットル、夏は1・5〜2リットルが目安です。

カフェイン、炭酸、アルコール、柑橘類、辛いもの、チョコレートなども膀胱に刺激を与え、頻尿の原因になる可能性があります。

また、体が軽くなると尿トラブルも改善するので、BMIが25以上ある人は、ダイエットも対策になります。

参考資料

『尿もれ、下腹ぽっこり解消！ 骨盤底筋の使い方』前田慶明 著／関口由紀 監修（池田書店）
『温かくてしなやかな「ちつと骨盤」が体と心を幸せにする。』関口由紀・ＹＵＫＯ・ガロワーズカオリ 監修（日本文芸社）
『頻尿・尿もれを自分で治す方法』関口由紀 監修（平原社）

第2章

人に言えない〝萎縮と乾き〟の悩み

乾きは、最初はほんのささいな不調かもしれません。
でも、小さな我慢を積み重ねると、
今度は〝心〟が乾いていくのです。
顔や髪のケアだけでなく、おしものケアも
人生の後半戦を自信を持って生きるためには欠かせません。
おしもの不具合を心の不具合にしないために
悩みを声に出してみませんか？

膣が痩せてふっくら感を失う

外陰部、膣周りで、最初に私が感じ始めたのは、乾燥、かゆみ、ヒリヒリ感でした。外陰部に以前のようなふっくら感がなくなり、痩せてきたなぁと。自転車のサドルが擦れて痛かったり、ヨガやピラティスで下着が食い込んだり……。

そのうち、あぁこれは外陰部だけでなく、膣もうるおいを失い、痩せてペラペラになっているのだと気づきました。

ランニングをしていると、下着で外陰部が擦れるだけでなく、膣も擦れて痛むのです。こんな症状は、多くの女性が経験していると思います。

前章でも触れましたが、これが閉経後、エストロゲンの分泌量が低下したことによる外陰膣萎縮症（VVA：Vulvar and vaginal atrophy）です。

膣萎縮が始まると、外陰部と膣内のうるおいがなくなり、乾燥し、膣壁も弾力のない状態になり傷つきやすくなります。膣萎縮が進むと、乾燥、かゆみ、におい、性交痛、ゆるみや頻尿、尿もれ、尿失禁などの排尿障害を引き起こし、生活の質（QOL）に深刻な影響を及ぼします。

セックスが痛くてできない

膣の萎縮によって、性交痛がひどく、セックスができなくなって離婚した、K子（45歳）という友人がいます。

ペニスを挿入するときにも痛いし、ペニスを動かすときにも痛いというのです。初めのうちは、挿入時にジェルなどで対応していたのですが、夫がジェルの使用を嫌がったり、ジェルを使っても痛みが治まらなくなってきました。そのうち、K子はセックス自体が苦痛になり、性欲が低下。さらに性的興奮やオーガズムも得られなくなり、日常の生活でも痛みを感じるようになってしまいました。

こういった場合、性機能外来でのカウンセリングやさまざまな治療法があります（66ページから、また第3章でも詳しく紹介します）。

K子は、更年期で女性ホルモンのエストロゲンの分泌の低下が要因だったかもしれないのに、夫婦関係が悪くなりこじれたことでセックス自体に嫌悪感を覚え、メンタルヘルスのためのカウンセリングも必要になりました。

「セックスレスだけが離婚の原因ではないけれど、それが引き金となったことは確かね」とK子。

「外陰部や腟が萎縮していると、性交痛だけでなく、尿もれ、尿失禁など、これからさまざまな不快症状が起こると聞いたから、今のうちに治療します。人生100年時代、これから新しいパートナーが見つかるかもしれないしね」

どうして萎縮するの？

ここでもう一度考えたいと思います。どうしてエストロゲンの分泌量が減ることで、このような深刻な症状が起こるのでしょうか？

そのメカニズムは、エストロゲンの分泌量の低下により、血流が低下し、腟粘膜が外傷を受けやすくなり雑菌が増加したり、コラーゲンの低下などが起こるからです。

❶血流が低下し、膣内のコラーゲンをつくる細胞と分泌液も減少します（乾燥、かゆみの原因）

❷膣粘膜が薄くなって扁平化し、外傷を受けやすくなります（腫れ、灼熱感、性交痛の原因）

❸膣内の酸性を保つ乳酸桿菌（デーデルライン桿菌）が減少し、雑菌が増加します（におい、かゆみの原因）

❹尿道周囲の筋力とコラーゲンも低下します（尿もれの原因）

閉経後は、外陰部や膣の萎縮が年々増加します。外陰膣萎縮症（VVA）は、女性なら誰にでも起こり得ることです。

閉経すると外陰部も膣粘膜もエストロゲンの恩恵にあずかれなくなり、乾燥、萎縮が進みます。症状は年々増加するという調査結果もあります。▼1

40代以上の日本女性への調査では、性器症状（性交痛、かゆみ、ゆるみ）ありと答えた人は約29%、尿路症状（尿もれ、頻尿）ありは約27%、性器、尿路症状両方ありは約44%と、多くの女性が悩んでいます。にもかかわらず、医療機関を受診する人はこのうちの約15%しかいません。[2] 悩んではいても性交障害や尿失禁は、女性に羞恥心を抱かせるデリケートな問題だけに、誰にも相談できず放置したり、市販薬の軟膏などで対処したりしている人も少なくありません。

医療者のあいだでも、女性の健康問題のなかで重要な分野なのに、診療科が多領域にわたることや、生命にかかわらないことなどから、既存の医療では取り組みにくい状況でした。

乳がんを経験していると治療の第一選択肢が使えない！

「更年期にエストロゲンの分泌が低下したことで、膣や外陰部が萎縮すると自然に元に戻ることはありません。市販薬の軟膏を長期間にわたって使い続け、赤く腫れて難治性の外陰腟萎縮症になってしまう人もいます」と更年期女性の外陰部や腟の萎縮症状を数多く診察している婦人科医師の八田真理子先生は言います。

八田先生は、毎日、更年期世代の女性たちと向き合い、さまざまな不調の診療をおこなっています。

日本産科婦人科学会のガイドラインによると、「腟萎縮症状の治療の第一選択は、エストロゲン腟錠の局所投与」。次に、「全身にエストロゲンを補充するホルモン補充療法（HRT）」となっています。また、「性交痛には潤滑ゼリー」とされています。ほかに、骨盤底筋トレーナーに教わる骨盤底筋トレーニングも推奨されています。

八田先生も「エストロゲン腟錠が婦人科で最も多くおこなわれている治療法です。けれども、症状が進んでいる人は、腟錠を継続的に入れ続けることが必要になります。また、全身投与のHRTだけでは、腟のうるおいを取り戻せない人も結構います」と話します。

それに、私のような乳がん経験者は、エストロゲンなどのホルモン剤はすべて禁忌です。治療として使うことができません。

今、乳がんは日本女性の9人に1人がかかる病気になっています。更年期世代だけを見れば、さらにその割合が高くなります。私のように、エストロゲン剤が使えない人は少なくないのです。

腟萎縮のレーザー治療が女性のQOLを上げる？

そこで登場したのが、顔のリフトアップやたるみ改善に使われているフラクショナルCO$_2$（炭酸ガス）レーザーを腟と外陰部に照射する新たな治療法です。

外陰部と腟部へのレーザー再生術「モナリザタッチ®」は、腟萎縮と腟萎縮による不快症状（乾燥、かゆみ、灼熱感、におい、ゆるみ、性交痛、頻尿、尿もれ）を改善。腟、外陰部の線維芽細胞の活性化、コラーゲン線維新生、血流改善、抗酸化力の向上など、粘膜組織の代謝能力アップが確認されています。

私のように乳がんを経験していて、腟萎縮があるけれどもエストロゲン腟錠やホルモン補充療法（HRT）ができない人、外陰部のシワ、たるみが気になる人にも有効だと言われています（この治療のメカニズムについては、72ページから八田先生に詳しく聞いています）。

私は、情報を知ってさっそく八田先生のクリニックでチャレンジしました。

治療は、麻酔クリームを塗り、約20分待ちます。その後、膣内に専用プローブを挿入して、360度レーザー照射（約1分）します。プローブを替えて、膣だけでなく、外陰部にもレーザー照射を約3～5分おこないます。

その後、軟膏を塗って保冷剤で外陰部を冷やし、すべての施術は10分程度で終了しました。そのまま電車に乗って帰宅し、保冷剤で3時間ほど冷却しました。

余談ですが、寒い季節は避けたほうがいいかもしれません。おしもが結構、冷えになります。また、その日は湯船禁止でシャワーのみです。一応、施術後3日間の性交は控えるようにと言われました。

麻酔クリームを塗っても、私は照射中、そこそこ痛かったです。でも、ビフォー&アフターの写真（八田先生に頼んで写真を撮ってもらいました）を見比べ、痛みを忘れました。照射後は、驚くほど外陰部がふっくら！

即効性もありますが、治療1週間後から線維芽細胞やコラーゲン線維が活性化し、4週間おきに3回の施術で約1年程度効果が持続するという評価検証があります。

八田先生は、まずは2回の施術を推奨していて、効果をみながら回数は自身で決めるように言われたので、私は、1年後に2回目をおこないました。

30代のころの外陰部のふっくら感を100%取り戻せたとは言えませんが、乾燥や痛みは激減。下着の食い込みも減りました。今はさらに3年経って、症状が再発してきたので、治療をおこなわなければと思っています。

おしっこを途中で止められないM子

産後から尿もれが始まり、ずっと悩んでいる友人M子（50歳）にも治療をすすめました。

彼女は骨盤底筋体操を習っても、自力で骨盤底の筋肉を動かすことができず、尿もれトレーニングでよくおこなわれる排尿の途中で尿を意識的に止めるということができません。

そんな、私より重症のM子が、モナリザタッチの治療をおこないました。すると治療翌日、「劇的に変わったのよ」と電話がありました。

「おしっこの途中に自分の意思で〝止めて〟〝出して〟ができるようになったの！こんなことができたのは、出産以来、初めて！」と大喜びです。

でも、1回で劇的に変わる治療は体にも負担が大きい治療であることが多く、そうそう存在しません。体に負担が少ない（副作用が少ない）治療は、1回ですべて改善するというわけにはいかないのが医療の常識です。負担の少ない治療を少しずつ、回数を重ねて、というほうが体にやさしい治療だと思います。

1日7時間も立ち仕事をすることがあるM子。彼女の「大喜び」は、そう長くは続きませんでした。排尿の途中に自力で〝止めて〟〝出して〟は、できなくなったそうです。でも、入浴後の膣からのお湯もれやクシャミ後の尿もれは、今のところないというから上出来です。M子には2回目の治療をすすめ、さらに「ピラティスなどの骨盤底筋を鍛えるエクササイズをする努力も必要だよ」と話しました。

CO_2（炭酸ガス）レーザー治療は美容皮膚科などでもおこなっていますが、実際に受けてみて、これは婦人科でおこなうといい治療だなと思いました。閉経すると、婦人科を受診する機会が減ります。レーザー治療をきっかけに、治療前に子宮や卵巣に病気や異常がないことを確認することも大切です。また、子宮がん検診、婦人科検診のいい機会にもなります。

更年期以降の人生を我慢して過ごすのではなく、ＱＯＬを上げて積極的な人生を送るためにも、婦人科受診は必要だと思います。

目も口も膣も粘膜、だから乾く

乾きは、最初はほんのささいな不調です。でも、小さな我慢を積み重ねると、今度は「心」が乾いていく気がしています。

粘膜の乾きは、更年期世代の女性から自信を奪いとっていく魔の手です。

そもそも、閉経を迎える前後の更年期という時期に、乾きをより一層自覚するようになるのは、なぜなのでしょうか？

「閉経は、原始卵胞（卵子）を送り出し、女性ホルモンを分泌する卵巣が、寿命を迎えるときのこと。生まれたときは、約200万個あった原始卵胞は、50代でほぼゼロになり、卵巣は梅干しのように萎んで、機能が衰えます。そうすると、女性ホルモンのひとつ、エストロゲンの力で守られてきたさまざまな臓器が急速に老化していきます。皮膚や粘膜も、エストロゲンで守られてきた臓器のひとつ。皮膚内のコラーゲンやヒアルロン酸など、うるおい物質の生成が低下することで、乾きが進行していくのです」と八田先生。

つまり、皮膚や粘膜を守り、みずみずしさを保つ力＝粘膜力が低下する原因は、エストロゲンの減少。皮膚は面積が広く、表面にあるので、乾燥の自覚は若いときから感じますが、粘膜の乾きを感じるのは、更年期初期。生理不順が起こり始めるころです。粘膜をうるおす粘液の量と質が低下していきます。

「粘膜のなかでも、目の乾きは早くから感じる人が多いです。次に口、のど、鼻の乾きでしょうか。胃腸も粘膜ですから、更年期になると徐々に食欲不振や消化不良、下痢や便秘など、胃腸機能の低下を感じる人も増えてきます。それから、膣と膀胱。頻尿や尿もれが起こるのは、膀胱の粘膜力の低下とも言えます。また、膣の乾きで性交痛に悩み、診療にいらっしゃる人もいます。なかには膣の血流が低下し、白く硬くなって、触ると出血するほど粘膜力が落ちている人も……」と八田先生。

粘膜の衰えは、女性の生命力の低下にもつながるのかもしれません。女性にとって自信の源であるセクシュアリティには、膣のみずみずしさが不可欠です。

いくつになっても女性らしさを失わないフランス女性は、若いころから膣の大切さを教えられ、そのみずみずしさを保つためにさまざまなケアを講じています。ホルモン補充療法（ＨＲＴ）もそのひとつです。

日本でも閉経以降も活躍する女性が増えています。更年期を、そしてその先も美しくあるために、膣粘膜にも意識を向けることは重要です。

閉経前後の女性が悩む尿路、生殖器のさまざまな症状を包括的にとらえたＧＳＭ（Genitourinary syndrome of menopause＝閉経関連尿路生殖器症候群）という概念もそのためにできたのでは、と思います。

きちんとケアしてあげること

私の外陰腟萎縮症（VVA）は、今も徐々に進行しています。でも、対策もしています。

セルフケアとしては、コアを構成するインナーユニットと呼ばれる4つ（横隔膜・骨盤底筋群・腹横筋・多裂筋）の筋肉をピラティスで鍛えています。また大事にしているのは、骨盤底筋群を鍛えるエクササイズ。腟を締めたり、ゆるめたりする骨盤底筋体操です。

よく、体幹トレーニングをしているから大丈夫と思っている人もいるのですが、体幹とは両肩から両股関節を結ぶスクエア内の範囲なので、そこだけでは不十分。外陰腟萎縮症のためには、コアのインナーユニットを鍛える必要があるのです。

セルフケアで言えば、もうひとつ。入浴時にはデリケートゾーン用の洗浄剤を使って洗い、入浴後には外陰部にジェルやクリームを欠かさず塗ります。デリケートゾーン用の洗浄剤は、ボディ用ソープよりずっと刺激が少なく、pH（ペーハー）値がデリケートトゾーンに近いものを選んでいます。

外陰部にジェルやクリームをきちんと塗ってケアすることは、私の実感としてとても重要です。乾燥によるかゆみも、下着があたるヒリヒリ感も減りました。

やはり日々のケアを手抜きしてはいけません。私は子どものころから入浴後、夏でも毎日全身にボディクリームをたっぷり塗るのを欠かしていなかったためか、皮膚は乾燥知らずで丈夫です。この間、美容皮膚科の名医に「こんな綺麗な背中と尻は見たことない！」と驚かれました。

しかし、膣だけは塗り逃していました。私にとってブラックホールだったのです。

私の膣の後日談は、109ページから詳しく紹介します。

▼1……Versi E,et al,Int Urogynecology J:2001;12:107-10
▼2……太田博明、八田真理子「膣・外陰部および下部尿路系退行性変化の実態とレーザー療法によるAnti-aging効果」White2018年5月号Vol.6NO.1　63-66,2018

▶閉経前後の女性が悩む尿路、生殖器の
さまざまな症状（外陰膣萎縮症＝VVAを含む）を包括的にとらえた
GSM（Genitourinary syndrome of menopause＝閉経関連尿路生殖器症候群）という疾患。
八田真理子先生に、このメカニズムと治療法などをうかがいました。

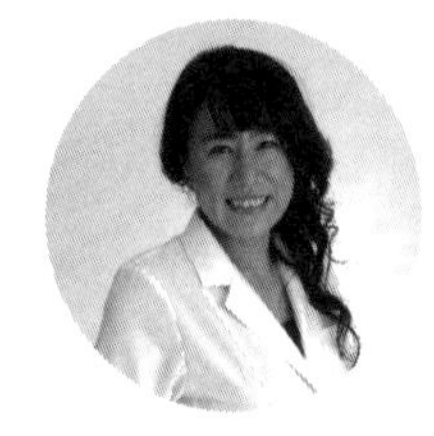

八田真理子 先生
ジュノ・ヴェスタクリニック　院長

はったまりこ／産婦人科医。聖マリアンナ医科大学医学部卒業。順天堂大学、千葉大学、松戸市立病院産婦人科を経て、1998年、現クリニック開業。思春期から更年期まで幅広い女性の診療を行う。日本産科婦人科学会専門医。近著に『ハピちつ』（光文社）ほか。
http://juno-vesta-clinic-hatta.net/

ジュノ・ヴェスタクリニック八田
〒270-2267
千葉県松戸市牧の原2番地92
☎047-385-3281

GSMのメカニズムと治療の選択肢は？

閉経後、女性ホルモンのエストロゲン低下によって起こる症状は、認知機能の低下、血管の老化による動脈硬化症、骨密度低下による骨粗鬆症などさまざまありますが、泌尿器や生殖器も例外ではありません。

エストロゲンの分泌量が減少することで、膣が萎縮し、さまざまな不快症状を引き起こします（外陰膣萎縮症）。

以前は「老人性膣炎」と呼ばれ、年をとったのだからしかたないと放置されていました。

しかし、2014年に国際女性性機能学会と米国更年期学会が、新たな疾患概念を提唱しました。それがGSMです。

「GSMの症状は膣や泌尿器症状ですが、尿路症状は尿もれ、頻尿が多く、性器症状は、性交痛、かゆみ、においの順に多いという調査があります[3]」（八田先生）

ＧＳＭ（閉経関連尿路生殖器症候群）は、慢性的にどんどん進行する症状で、閉経後の約半数以上の女性がなんらかの症状に悩まされていることがわかってきました。顔にシミやシワが現れるように、膣も老化して膣萎縮が起こります。エストロゲンの分泌量が低下し、膣萎縮が始まると、膣内のうるおいがなくなり乾燥。膣壁も弾力のないペラペラな状態になり、傷つきやすくなります。膣萎縮が進むと、外陰部が痩せてくるなどの変化に加え、乾燥、かゆみ、におい、性交痛、ゆるみや尿失禁といった排尿障害のつらい症状を引き起こし、閉経後のＱＯＬに深刻な影響を及ぼします。

▼3……「Women's Health Initiative for Total care and Education」 VOL.6 NO.1 2018 1 5 メディカルトレビュー社 太田博明、八田真理子

GSMチェックリスト

当てはまる症状があれば、
GSMが始まっている可能性大です。

✔CHECK

- [ ] 腟乾燥感
- [ ] かゆみ
- [ ] 腟、外陰のムズムズ・灼熱感
- [ ] 尿失禁・尿もれ
- [ ] 頻尿・尿意切迫感
- [ ] ゆるみ
- [ ] におい
- [ ] 性交時のうるおい不足
- [ ] 性交痛
- [ ] 性的欲求低下・オーガズム低下

肌や髪だけでなく、腟も痩せる！

「GSM（閉経関連尿路生殖器症候群）の症状のなかでも、特に外陰部や腟にかゆみがあって、ヒリヒリ感などの乾燥、においなどの不快症状を感じるのは、外陰腟萎縮症（VVA）と言われています。外陰部や腟のうるおいやふっくら感がなくなり、乾燥し痩せて、雑菌が繁殖するために起こる炎症です。性交痛や尿もれにも関連しています。外陰腟萎縮症は、アメリカ、イタリアでは閉経後女性の約半数に起こると言われていて、日本でも気づいていない人も多く、同様の印象です」（八田先生）

外陰腟萎縮症は海外では積極的に治療されていますが、日本では誰にも相談できず放置したり、市販薬の軟膏などで対処する人も少なくありません。しかし市販薬を使い続けることで、難治性の腟外陰萎縮症になってしまう可能性もあるのです。

「更年期以降の人生を我慢して過ごすのではなく、婦人科で積極的に治療してほしいと思います」（八田先生）

VAAチェックリスト

腟や外陰部に当てはまる症状があれば、
外陰腟萎縮症（VVA）の可能性大です。

✔CHECK

- □ 乾燥を感じる
- □ かゆみがある
- □ 腫れた感じがある
- □ 熱くほてる感じがする
- □ おりものが減ってきた
- □ 性交痛がある
- □ アンモニア臭が気になる
- □ 尿もれ、頻尿がある
- □ 膀胱炎を繰り返す

GSMにはどんな治療があるの？

「閉経後のエストロゲン低下によって起こる症状への治療の第一選択肢は、女性ホルモンの補充です。けれども、GSM（閉経関連尿路生殖器症候群）に対して全身へのホルモン補充療法（HRT）をおこなっても尿もれ、尿失禁、頻尿は改善されず、かえって悪化する例もあると言われています。また、ホルモン補充療法は乳がんや子宮がん、血栓症などの既往がある女性にはリスクがあるため処方しづらいとされています。もうひとつ、エストロゲンの腟錠という手があり、ガイドラインで推奨されていますが、なかなか自分では腟内に入れづらいという欠点も。そこで生まれてきたのが、腟・外陰へのレーザー治療です」（八田先生）

腟・外陰へのCO_2（炭酸ガス）レーザー治療「モナリザタッチ®」は、GSMなどの不快な症状を緩和するために開発された治療法。

「顔のリフトアップやたるみ改善に使われるフラクショナルCO_2（炭酸ガス）レー

ザーを応用して、女性器（腟壁や外陰部）にレーザーを照射する治療です」（八田先生）

58ページで私も体験した腟・外陰へのレーザー治療で、腟粘膜の線維芽細胞が活性化し、コラーゲンが生成されることで腟にふっくらとした厚みとヒダが戻り、うるおいのある状態に改善。その結果、腟萎縮による不快症状が軽減します。

「ほかに新しい方法として、骨粗鬆症治療薬サーム（SERM）が腟の活性化に効果があるという報告もあります。閉経後の骨密度低下と腟力低下を併せて改善できるうえ、乳がん予防にも効果があると注目されています」（八田先生）

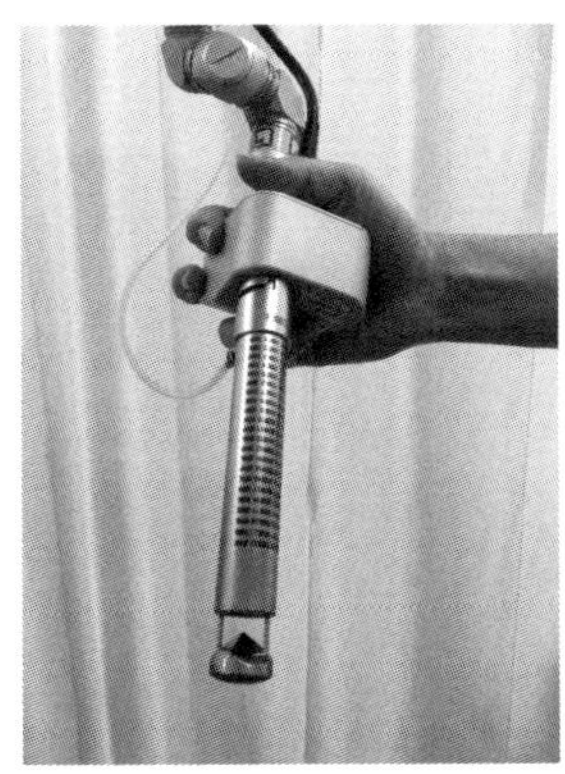

CO_2（炭酸ガス）レーザー治療「モナリザタッチ®」の照射専用プローブ。

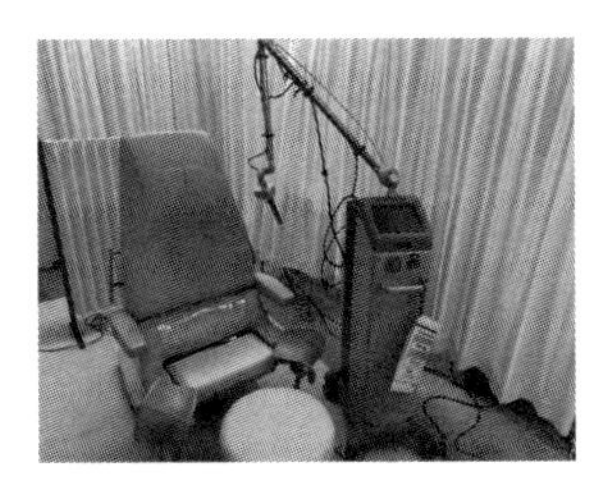

内診台に乗って、治療を受ける。

膣のセルフケアと予防法は？

閉経後の膣ケアを考えるとき、私たちが気をつけるべき点はなんでしょうか？
「体重コントロールです。閉経後はエストログンのバリアがなくなり、太りやすくなります。体重増加によって骨盤底筋群に負担をかけ、子宮や膀胱、直腸などが下がり、膣から出てきてしまう骨盤臓器脱を起こしかねません。ＢＭＩは22～25くらいに維持しましょう。また、膣力を上げるために、骨盤底筋トレーニングは重要です」（八田先生）

骨盤底筋トレーニングは、体に余計な力を入れず、膣と肛門を軽くキュッと締めて骨盤底筋を引き上げたり、ゆるめたりをくり返すだけ。もし、膣や骨盤底筋の引き上げを意識できなければ、婦人科や女性泌尿器科で理学療法士やトレーナーがおこなうレッスンに参加してみるのもおすすめです。

膣や骨盤底筋の引き上げは、指をそっと膣の内へ挿入すれば自身でも確認ができます。それでも不安なときは、婦人科や女性泌尿器科で相談してみるとよいでしょう。

また、「膣や外陰部の乾燥が気になる人は、ともすると洗いすぎの傾向があります」と八田先生。洗いすぎは、若い年代であっても大事な常在菌を取り除いてしまいます。特に更年期以降、エストロゲンが低下すると常在菌がいなくなり、バリア機能がなくなった状態に。ますます粘膜が弱くなります。

膣や外陰部は、pH（ペーハー）値がデリケートゾーンと同じ弱酸性に設定されているソープでやさしく洗い流す程度で十分。ビデも使いすぎないようにしましょう。

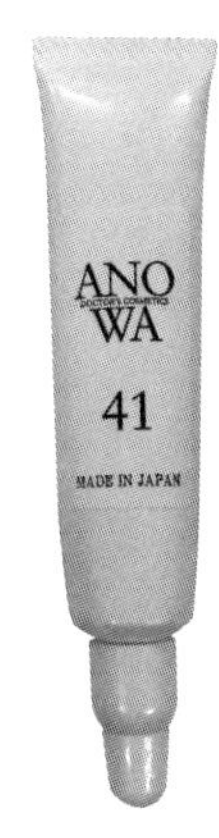

膣ケアジェル

においやかゆみなどのデリケートゾーンのケアに幅広く対応。ハリやうるおいを与える。ヒト幹細胞エキスや乳酸菌を配合した膣ケアジェル。


「アノワ41Dジェル」

3,000円（税別）（アノワ）

また、性交時のうるおい不足に使うジェル剤やデリケートゾーンにうるおいを与えるスキンケア剤なども販売されていますので、使ってみてください。

「補正下着などで締めつけるのも、粘膜や皮膚が乾燥している人にはよくありません。コットン素材で締めつけない下着を選ぶようにしましょう」（八田先生）

＊膣レーザー治療「モナリザタッチ®」が受けられる全国の医療機関リストはこちらのサイトから。
http://www.monalisa-touch.com/clinic.html

参考資料

『産婦人科医が教えるオトナ女子の知っておいてほしい大切なからだの話』八田真理子 著（アスコム）
『ハピちつ』八田真理子 監修（光文社）

体験取材

1

閉経後のVIO脱毛はできるの？なんのためにするの？

悩みながらVIO脱毛にチャレンジしてみた

左から／
銀座ケイスキンクリニック院長の慶田朋子先生に問診を受ける
VIOのレーザー脱毛に使用する「ジェントルレーズプロ」
冷却ガスで冷やしながらの照射でほとんど痛みはない

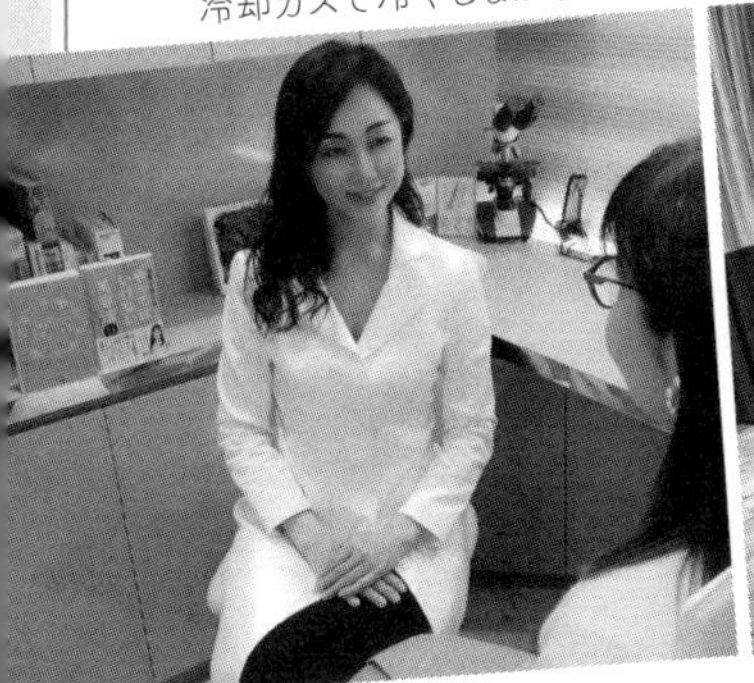

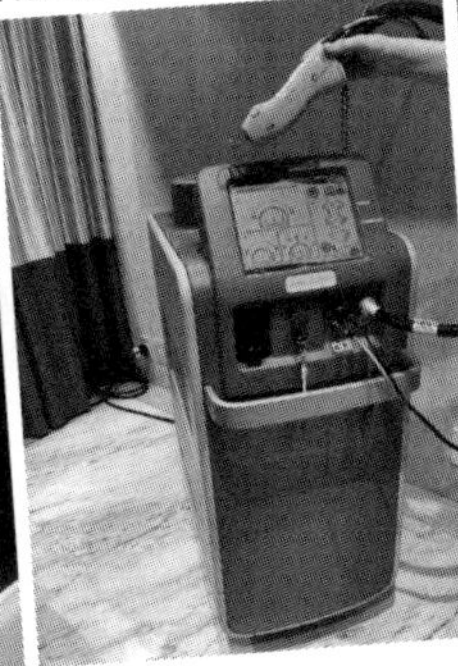

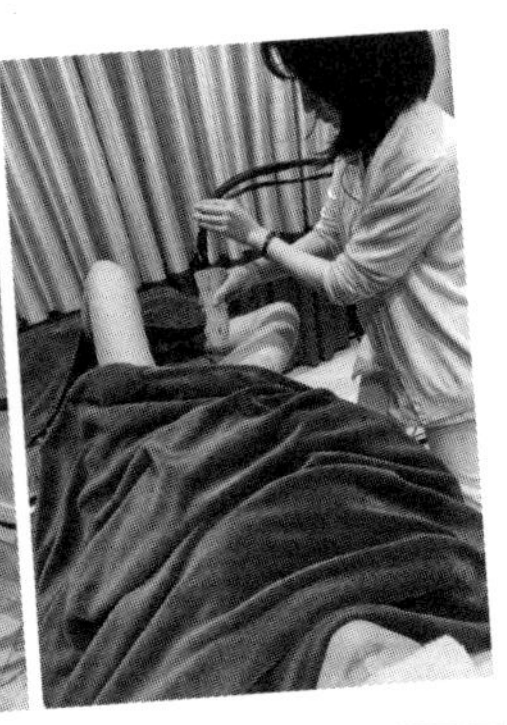

否定的だったVIO脱毛に踏み切ったわけ

以前はデリケートゾーンの脱毛に否定的でした。だって、おしものヘアは、外陰部の大切なクッションだと思っていたから。

外陰腟萎縮症（VVA：Vulvar and vaginal atrophy）の私は、自転車のサドルがあたるのも痛かった。まだヘアがあることで、直にあたらないことが救いなのだと思っていました。

その心境に変化が生じたのは、コロナ禍で父を病院から退院させ、在宅医療に切り替えて、介護をして看取ったことからです。やはり、しもの世話をするときに陰毛があると清潔を保つのが大変だなあと、看護師さんや介護士さんのケアを間近で見て実感しました。

また、擦れて痛いのは、萎縮が前より進んだことでヘアが挟まったり絡まったりすることが増えたからかもしれない！　という気づきもありました。

運動をするときは、なおさらヘアは邪魔です。それにコロナが収束して、晴れてリゾートに行って水着を着るとき、外陰部が痩せたことで水着がずれて、萎縮したおしもが露わになってしまうことも考えられます。

ならば早くしないと。なぜなら、ヘアの色が薄くなったり白髪が増えると、レーザー脱毛ができなくなってしまうからです。

思い立ったが吉日。銀座ケイスキンクリニック院長の慶田朋子先生に連絡をしてみました。

VIOヘアをなんのために残しておくの？

「VIO脱毛してみたいんですけど、閉経後の私の年齢でも可能ですか？」とうかがったところ、「もちろんです！」と慶田先生。

「白髪になる前にと、40~50代、60代の方もレーザー脱毛にいらっしゃいます。以前はIライン（大陰唇～会陰部）やOライン（肛門周囲）だけを脱毛する方が多かったのですが、今は介護を視野に入れて、VIOすべてを脱毛する方が増えてきました」

「痛くないですか？」

「うちのレーザー脱毛に使用するジェントルレーズプロは、ロングパルスアレキサンドライトレーザーで、レーザーと冷却ガスを同時に照射するので、痛みが格段に軽減されています。外陰部など生理的に色素の濃い部位も、短時間で痛みなく照射できるのでおすすめです。シミ、くすみ、毛穴の黒ずみなどの美白効果も高いです」

「ちなみに、慶田先生はどうなさっているのですか？」と、白雪姫のように美しい朋子先生のおしもの状態を聞き出そうとするひどい私。

ところが、竹を割ったような性格の慶田先生は、躊躇せず、笑顔で話してくださいました。

「以前は、Iライン（大陰唇〜会陰部）とOライン（肛門周囲）だけを脱毛して、Vライン（ビキニライン）は小さな小判型に残していました。でもあるとき、これはなんのために残しているのだ！　と思い、すべて脱毛し、今はツルツルです。常に清潔に保てますし、保湿オイルなどの浸透もよく、お手入れもしやすいです」

「予約します！」

ひしゃげた外陰部にショック！

いよいよ受診前夜。

レーザー脱毛するときは、事前にしっかり剃毛することが必要です。お風呂で剃毛したあと、脱衣所の鏡に映った姿に大きなショックを受けました。

「エーッ！　こんなに萎縮していたの!!」

私のイメージでは、30代のころの外陰部のように、お山のようなふっくらした膨らみが、まだあったはずなのに……。

ところが、鏡に映った外陰部は、日に焼けたお爺さんのアゴみたいに、黒ずんでひしゃげてしまっていました。

「これは、サドルにあたると痛いよねー。ごめんね、私の外陰部。もっとケアしてあげるんだった（涙）」

慶田先生のクリニックでの「ジェントルレーズプロ」による脱毛は、まったく痛くありませんでした。

外用麻酔で表面の感覚が鈍くなっていますし、Vラインの照射中はゴムではじかれたようなパチパチっとした感じがほんの少しありましたが、冷却ガスで冷やしながらの照射で苦痛はありませんでした。「I」と「O」は麻酔の効きがいいので、さらに痛みがありません。また、毛の量が少なくなるにつれ、痛みはほとんどなくなるそうです。

VIO脱毛は痛くてできなかったという人もいますが、レーザー脱毛は医療行為なのでやけどのリスクも高く、医療機関でおこなうことをおすすめします。また、どんなレーザーを使っているかを事前に調べて、施設を選ぶことも大切です。

脱毛後の黒ずみやシワをどうする？

「慶田先生、50代、60代の方で脱毛したあと、外陰部の黒ずみやシワを気にする人はいらっしゃいませんか？」

「ジェントルレーズプロには、美白効果もあります。はじめは濃いシミが、日焼け後の薄い皮がむけるようにして目立たなくなり、薄いフィルターを拭い去るようにくすみが消えていきます。繰り返すごとに、毛穴が引き締まってなめらかな肌になります。でもVIOすべてを脱毛した方は、黒ずみを気にされて、より美白力の高いピコレーザーや、皮膚を引き締める超音波のハイフによる治療をされます。明るい肌色になって、見た目のふっくら感も少し出ますね」

さすが、意識の高い女性が集まる、慶田先生のクリニックの患者さんたちは違う！

私の初めてのVIO脱毛は、まったく痛みもなく、熱感もなく、無事終了しました。個人差もあるそうですが、毛周期は1カ月半〜2カ月で、3〜5回の治療で毛が細くなり、毛の密度がまばらになり始めるそうです。肌が色白で、毛の色が黒く、生え方がまばらな人はど少ない回数ですみますが、ほとんど生えてこないようにするためには、6〜8回程度の施術が必要だとか。私も通わなくては。

「剃毛を繰り返して、カミソリ負けしたり、黒ずみが出たりした皮膚もレーザー脱毛の効果で透明感がよみがえります。ブラジリアンワックス脱毛で毛を抜くと、毛嚢炎になりやすく、繰り返すと毛根部が引っ張られて、鶏皮のようなボツボツができ、凸凹のある皮膚になってしまうのでおすすめしません」と慶田先生。

海外では、VIO脱毛のことを「ハイジニーナ脱毛」と言うそうです。ハイジニーナという言葉は、衛生・清潔な状態を意味する「hygiene」に由来します。

「海外ではアンダーヘアの処理は男女ともに常識で、ケアしていない人は不潔だと思われてしまうこともあるようです。多くの海外セレブや日本の芸能人もハイジニーナ宣言をしています。日本でも、今、身だしなみの新常識となっています」（慶田先生）

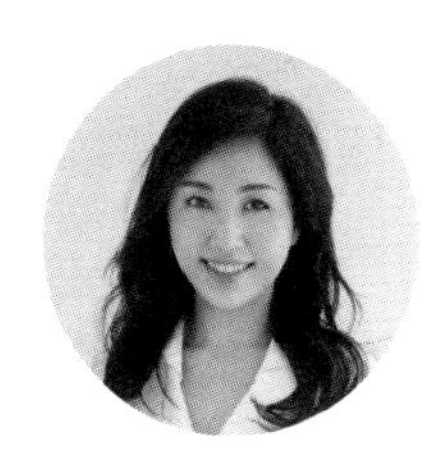

慶田朋子 先生

銀座ケイスキンクリニック　院長

けいだともこ／医学博士。日本皮膚科学会認定皮膚科専門医、日本レーザー医学会認定レーザー専門医、日本美容皮膚科学会会員、日本抗加齢医学会会員。東京女子医科大学医学部医学科 卒業・東京女子医大皮膚科学教室に入局。東京女子医大皮膚科助手・聖母会聖母病院皮膚科医員・美容クリニック勤務（兼務）を経て有楽町西武ケイスキンクリニック開設。平成23年銀座ケイスキンクリニック開設。

https://www.ks-skin.com/

銀座ケイスキンクリニック

〒104-0061 東京都中央区銀座1-3-3 G-1ビル5F・6F

☎03-6228-8020

フリーダイヤル0120-282-764

第3章

パートナーのために。いつか来る「介護される日」のために

おしもの悩みやコンプレックスをどう解消するかは、
今後、どう生きたいかという
人生の選択によって大きく異なるのです。
幼いころから抱えてきた悩み、パートナーとの関係、老後のケア。
大切な場所だから、意識の高い女性たちは、
もう動き出しています。
自分の人生を快適に生きるために。

コンプレックスを抱えていた、その形や色

年齢を重ねると、肌や髪が変化するように、おしも（デリケートゾーン）は乾き、萎縮していきます。

更年期以降に、外陰部や腟が萎縮する外陰腟萎縮症（VVA：Vulvar and vaginal atrophy）。さらに、外陰部と腟の萎縮による悩みだけでなく、閉経前後の女性に起こる尿路、生殖器のさまざまな症状を包括的にとらえるGSM（Genitourinary syndrome of menopause＝閉経関連尿路生殖器症候群）という疾患名も生まれました。

時代は間違いなく、「女性はもっと恥ずかしがらずに、おしもの悩みを訴えていい」という方向に進んでいます。

取材してみると、それだけではありません。若いときから、その形や色にコンプレックスを抱えている女性がこんなにたくさん

いるとは、驚きでした。たとえば、小陰唇のヒダが大きくて悩んでいる人。また、大陰唇のたるみやシワに悩んでいる人。鼠径部や外陰部の黒ずみをずっと気にし続けてきた人もいます。

そんな女性たちの本音を詳しく聞き、その解決法を取材してみたら、それはきっと同じようなコンプレックスや不安を感じている女性に役立つと思いました。

そこで、女性のデリケートゾーン専門外来をおこなう美容婦人科医、喜田直江先生に、人生の選択によってひとりひとり異なる治療法、解決策について聞きに行きました。

母親の介護で知った小陰唇のたるみ

オンラインサロンを経営しているA子さん（56歳）は、夫とふたり暮らし。2人の子どもは、すでにそれぞれ独立して家庭をもっています。

A子さんの母親は1年前に他界されましたが、介護で、母親のしもの世話をした経験から、自分のデリケートゾーンを意識するようになったといいます。

「50歳で閉経を迎えたころから、腟の委縮や乾燥などの悩みが増えました。母が亡くなる3〜4年前から介護をしていたのですが、しもの世話で小陰唇のたるみ、子宮が腟から出てくる子宮脱が起こることを初めて知りました。私自身、もうすぐ60歳。将来、自分が介護される日が来る前に、悩みを解消しておきたいと思ったんです。子宮脱はまだありませんが、小陰唇がたるんで大きくなってきて、自転車に乗ったり、細身のパンツを履くと、性器が挟まったような感覚で、激しい痛みを感じるようになりました。このままでは子宮脱になってしまうのではないか……と、急に不安になったのです」とA子さん。

小陰唇のたるみによって大きくなる「肥大」の原因は、やはり更年期による女性ホルモンのエストロゲンの低下でしょうか？

「更年期の女性ホルモンの低下だけが原因とは言えません。**小陰唇の肥大**は、生まれつきの場合もありますが、思春期の成長過程で大きくなってしまうことが多いです。また、強く打つなどのケガで小陰唇が腫れてしまい、そのまま伸びた皮膚が戻らないこともあります。いずれも、一度肥大してしまった小陰唇は、自然に小さくなることはないのです。小陰唇のヒダがたるんで大きいといった悩みを抱え続け、迷ったあげく、やっと更年期世代になって相談に来られたという女性は少なくありません。デリケートな部分の痛みなので、誰にも相談できず、コンプレックスを抱えたまま過ごしていたとおっしゃる女性が相談にいらっしゃいます」と喜田先生。

さまざまな原因で小陰唇が肥大して、痛みをこらえたまま今も

小陰唇肥大
閉経によりたるみ、ゆるむことも原因のひとつ。小陰唇は膣の入口の左右にあるヒダのこと。前から見たときに小陰唇は見えない状態が通常だが、大きくはみ出している場合は肥大と考えられる。左右両方の場合もあれば、片側だけのこともある。下着が擦れたり、排尿時に尿が小陰唇にあたり飛び散ることや、その大きさから小陰唇が性交時に巻き込まれ、痛みを感じることも。美容婦人科での小陰唇縮小手術などで治療可能。

誰にも相談できず、いや相談できるとさえ思わずに生活している女性が少なくない……、潜在的に悩みを抱えている女性は、かなり多いということです。

「小陰唇が肥大した状態は、**小陰唇縮小手術**で小さくすることで、痛みもなくなります。小陰唇は、擦れるなどの刺激によって大きくなるため、症状がどんどん悪化する可能性があります。手術で小さくすれば、擦れるなどの刺激がなくなるので、その後は大きくなることはありません」（喜田先生）

A子さんは、意を決して喜田先生のクリニックに相談に行き、手術を決断したそうです。

「術後、約1年半経ちますが、小陰唇の縮小手術をしてよかったと思っています。悩みを聞いてくれて、カウンセリングもゆっくりしてもらいました。私だけじゃないことがわかって、それだけで気持ちが楽になりました。また、小陰唇縮小手術をした方の写

小陰唇縮小手術
肥大してはみ出た小陰唇を切除し、小さくする手術。手術時間は両側で約1時間、片側約40分で、日帰り。当日からシャワー可能。ラジオナイフ（高周波メス）を使用し、傷をきれいに、かつ出血を最小限に抑える。抜糸は不要。

真を見て、自分の状態と比較できたことで安心しました。手術は約1時間で、日帰りできたのもよかったです」

ゆるみで彼を喜ばせてあげられない

閉経前のB子さん(47歳)は、膣のゆるみに悩んでいます。数年前に夫と死別したB子さんには、現在、新しいパートナーがいます。

「私はまだ閉経していないのですが、膣のゆるみを40代前半から感じていました。頻尿でトイレに間に合わず、ちょこっと尿もれしてしまうことも増えてきました。30歳で子どもを産んだ後に経験した尿もれが、またぶり返したという感じです」とB子さん。

そのときは婦人科に相談し、**骨盤底筋体操**を教わったり、骨盤底筋群を鍛える「**ペルビックトレーナー**」をおこなったりしまし

骨盤底筋体操
膣や肛門周りの骨盤底筋を動かす運動。腹圧性尿失禁にも過活動膀胱にも効果的。2〜3カ月続けていくうちに、尿もれの80%は改善する。女性泌尿器科や婦人科に、専門のトレーナーがいる施設もある。

ペルビックトレーナー(磁気治療)
磁気の力で筋肉を強制的に運動させて鍛える方法。服を着たまま椅子に座るだけで

た。「時間はかかりましたが、少しよくなったかしら？」と思ったところ、新しいパートナーができたB子さん。そのことで、膣のゆるみが深刻な悩みに変わってきたといいます。

セックスでパートナーを満足させてあげることができない、女性としての悦びも感じにくい、とわかったからです。

「これから長くつき合っていきたいと思っている相手に対しても申し訳ない……。セックスのために、ほかの女性を求めるようになってしまったら、すごく後悔すると思ったのです」

B子さんは、いろいろ調べて、膣へのヒアルロン酸のフィラー注入治療を決意しました。

「**フィラー注入**は、膣の中にヒアルロン酸を注射する治療で、膣壁をふっくら膨らませることで膣内を狭くします。ヒアルロン酸は少しずつ体内に吸収され、1～2年くらいでなくなるまで効果は持続します」と喜田先生。

痛みもない。1～2週間ごとの通院が必要で3～5回目くらいで効果を実感できることが多い。

フィラー注入（ボリュームフィラー）
膣壁の下にフィラー（ゼリー状のヒアルロン酸）を注入して膨らませ、膣内部を狭くする治療。フィラーを注入する部位も重要で、喜田先生のクリニックでは膣の上壁には注入しない（この部位には尿道や膀胱といった重要な器官が密接していて、フィラー注入による副作用のリスクが高いため）。下壁のみの注入でも、膣内が狭くなるような注入方法をとっている。

B子さんはこう言います。「パートナーのために、おこないました。満足度は高いです。彼も喜んでくれましたが、私自身も感覚がかなり違うことに驚いています。忘れていた30代のころのセックスを取り戻した気がしています」。

B子さんは閉経前ですが、閉経したあとで、もっとゆるみが進んでいる人にも治療は可能なのでしょうか?

「ゆるんだ膣壁を切除し、ゆるんでしまった筋肉を引き締める**膣縮小手術**もあります。膣のゆるみには最も効果が高く、ゆるみが重度の方には特におすすめです。ただ、1カ月半程度は、セックスができないなどのダウンタイムがあります。ほかには、**ウルトラヴェラ**という超音波治療もあります」(喜田先生)

膣のゆるみの原因は、やはり女性ホルモンの低下や老化なのでしょうか。

「老化もありますが、出産が最も多い原因です。出産で膣が広

膣縮小手術
ゆるんだり、断裂した筋肉を切除して膣を小さく修復する手術。出産前の状態まで戻すことも可能。効果は半永久的。ただし、今後、出産の可能性がある人にはおこなえない。

ウルトラヴェラ(Ultra vera)
膣壁のコラーゲンを増殖し、膣をふっくらとさせる超音波治療。施術後、1カ月ほどで締まりがよくなる。麻酔もいらず痛みやダウンタイムはない。効果は約1年なので、定期的な治療が必要。

がったあと、ある程度は戻りますが、完全に元の状態にはなりません。腟壁と腟周りの筋肉が引き伸ばされ、その結果、腟内部が広がり、締める力も低下します。運動不足も関係します。骨盤周りの筋肉も、使わないと筋力が低下します。最近は20代でもゆるんでいる方が少なくありませんよ」と喜田先生。

腟のゆるみは、セックスの問題だけではありません。遠くない将来、骨盤臓器脱にもつながる症状です。

骨盤臓器脱は、脱出してしまう臓器によって、子宮脱、膀胱脱瘤、直腸瘤（脱）、小腸瘤（脱）などがあり、腟が出てきてしまう腟脱もあります。また、単独の脱出だけでなく、同時にいくつもの臓器の脱出が出現することさえあります。

骨盤臓器脱を予防するためにも、腟のゆるみ対策は、女性にとって忘れてはならないことなのです。

セックスが痛くてできない

B子さんが感じたのは膣のゆるみですが、それとは逆に、膣の萎縮によるセックスの悩みもあります。

「性交痛をここ数年感じていて、一昨年閉経してから、さらにつらくなってきたの」という友人のC子（52歳）。

C子にも彼がいて、今後結婚も考えているので、セックスが痛くてできないのは切実な悩みなのです。

「性交痛だけでなく、閉経してから尿もれ、かゆみやにおいも頻回に感じるようになったの。残りの30年以上の人生、まだまだ女性として生きたいと思っているのに不安だわ」とC子。

更年期で女性ホルモンが低下すると、膣の粘膜の分泌物の量が減ってきているという実感を持つ女性は少なくありません。「うるおいが失われてきたなあ」という実感は、40代から私にもありました。

かゆみやにおいが気になるという女性も結構います。

「更年期になると女性ホルモンの低下により、膣壁のコラーゲン量が減少するので、膣は萎縮して硬くなります。弾力も低下して乾燥も進むため、性交時には痛みをともなう人が増えてきます」

と喜田先生。

特に長年セックスレスで、膣を放置していると、膣壁が硬くなって膣萎縮も早く起きやすいのです。

膣萎縮によって乾燥、かゆみ、腫れ、におい、性交痛、排尿障害などさまざまな不調が起こってきます。

「セックスは継続していたほうが、膣のためにも、骨盤底筋群のためにもいいですね。セックスをしている方のほうが、うるおいが保たれている場合が多いです」（喜田先生）

とはいえ、セックスレス夫婦が増えている今。更年期になって今さら、夫とセックスなんてできないという女性も少なくないと思います。それに、C子のようにセックスはしていたのに、性交痛に悩む女性もいるのです。

C子も、どうすれば昔のような若々しいうるおいのある膣を取り戻せるのか悩みました。

膣の萎縮による性交痛には、女性ホルモンを補充するホルモン補充療法（HRT）が効果的と言われていますが、これは乳がんを経験している人にはおこなえない治療です。

実は、C子は私と同様、乳がん仲間。ホルモン補充療法はできません。

そこでC子が選んだのが、「**フェムタッチ™**」というCO_2（炭酸ガス）レーザーの治療です。

「フェムタッチは膣が萎縮したり、尿もれ、性交痛に対しておこ

フェムタッチ™
（Fem Touch）
膣にCO_2（炭酸ガス）レーザーを照射し、組織の再生を促す。ま

なうレーザーによる施術です。これまで一般的に用いられてきたレーザー治療よりもエネルギーの深達度が高く、メスも使わないため、体への負担も低いのが特徴です。1回で効果を実感できる人もいますが、症状によっては2~3回の照射をすると効果が高いです。その後はメンテナンスとして、半年から1年に1回程度の照射がおすすめです」（喜田先生）

性交痛、膣の乾燥、不快感、慢性的な痛みなどの症状に悩む人に対して、喜田先生のクリニックでは複数の選択肢があります。

そのうちのひとつに、膣萎縮専用の「**デジリアル**」というヒアルロン酸注入治療もあります。

「ほかに性交痛の原因としては、小陰唇がゆるんで大きくなる小陰唇肥大もあります。膣の入口の左右にあるヒダのことを小陰唇といいますが、このヒダが大きいために、性交時にひっぱられて痛みをともなうことがあります。その場合は、先ほどのA子さん

た、炭酸ガス効果で膣壁の血流を改善し、分泌物を増加させて、うるおわせる。1回でもある程度の効果は実感できるが、症状によっては1カ月あけて2~3回照射。半年~年1回ずつおこなうと効果が持続。膀胱側の膣壁に照射すると尿もれにも効果がある。

デジリアル（Desirial） 膣萎縮用のヒアルロン酸注入剤。注入によって膣壁のうるおいと弾力を回復させ、膣萎縮の症状を改善する。効果は注入直後から実感でき、個人差はあるが1年~1年半程度持続する。

のような小陰唇縮小手術が効果的です。手術で小陰唇のヒダの大きい部分を切除します。痛みがなくなるだけでなく、見た目も色もきれいになります」（喜田先生）

膣の症状に対して、これだけの選択肢があること自体、数年前には考えられなかったことです。

私もしばらく膣ケアしていなかったから、膣萎縮の対策をしなければ、と思っていたところでした。

最近では、婦人科の診察で経膣超音波検査のプローブを入れるだけで、膣から出血してしまう私……。これでは、検診も受けられない。

ひどくなる前に治療しておかねばと、フェムタッチの治療をおこなう決心をしました。

経膣超音波検査のプルーブが直径2センチくらい。それでも痛くて出血するのに、果たしてフェムタッチのアプリケーターが膣内に入るのか？

私の治療体験は、109ページから詳しくお伝えします。

大陰唇が痩せて、たるんだから擦れて痛い

「セックスレスで、膣に関心を持たずに放置していると、膣萎縮も早く起きやすいのよ」と、さっそく取材で仕入れた知識をD子に話しました。

55歳のD子は出産経験がなく、25年連れ添っている夫とはもうセックスレス状態。

昨年から生理がなく「どうも閉経したようだわ」と話すD子は、「趣味のトライアスロンの自転車でサドルがあたるのが痛くてつらいの。ランニングでもピッタリしたウエアが食い込んでしまって。ちょっとした尿もれや乾燥、かゆみも感じる。このままでは

趣味が続けられなくなっちゃうのかなあ」と悩んでいました。

そこで喜田先生に聞いてみると、「女性ホルモンの低下と加齢によって、**大陰唇が痩せて、たるみが生じた**ために、大陰唇のシワが多くなってしまっているのかもしれません。太っている人は脂肪でふっくらしている場合もありますが、痩せている人は、デリケートゾーンの脂肪が少ないので、たるんできます」とのこと。

そうか！

大陰唇にたるみがあるから、自転車やフィット感のある衣服で擦れるのかもしれません。

「治療法としては、ヒアルロン酸を注入することで、ふっくらとハリを出す方法があります。たるみが強い場合は、たるみを切除して ハリを出す**大陰唇切除手術**もあります。また、大陰唇に超音波を照射し、コラーゲン合成を促して、たるみやハリのなさを改善する**ウルトラリフト**という治療法も選択肢です」(喜田先生)

大陰唇のたるみ
小陰唇の外側にあるのが大陰唇。加齢や体型の急激な変化（痩せ）などにより、大陰唇にたるみが生じ、ハリがなくなってしまうことがある。下着が擦れて痛んだり、フィット感のあるパンツが履けない、自転車が痛くて乗れない、また性交痛を起こすこともある。パートナーからの見た目を気にする人もいる。

大陰唇切除手術
たるんだ大陰唇の皮膚を切除することで、ハリのある大陰唇にする。手術は約2時間。

このことをD子に話してみると、「積極的に考えてみるわ。閉経後のデリケートゾーンの悩みは、今後どう生きたいか、という人生の選択によって、どう対処するかが、人それぞれ大きく変わるわね」。

おしもの悩みは千差万別。でも私だけじゃない！

女性器のエイジングは、誰にでも起こります。特に更年期を迎える45歳ごろから、女性ホルモンのエストロゲンの分泌が一気に低下します。そのことによって、卵巣機能の低下、子宮内膜、子宮筋の委縮、骨盤底筋群のゆるみ、膣壁の乾燥や膣萎縮が起こります。

閉経後は、閉経前より、さらに症状が進むのは必至。閉経するとエストロゲンなどの女性ホルモンは、ほぼゼロになります。

ウルトラリフト（Ultra Lift）
大陰唇のシワとたるみ、ハリのなさを戻すために超音波を照射し、コラーゲンの生成を促す。効果は照射直後から実感でることが多く、持続は約1年。

たとえば、膣萎縮の発現率を見ても、閉経後1年、2年、3年と年を経るごとに増えていきます。

女性ホルモンによって守られてきた女性器の老化が、閉経後、急に進んでいくというのは残念ながら事実です。

もちろん、女性ホルモンに守られてきたのは、女性器だけではありません。閉経後は、肌や髪の老化はもちろん、粘膜、骨、血管、脳にも影響が出ます。口や目、膣などの粘膜は乾燥するし、骨量が減って骨粗鬆症になったり、血管が老化して動脈硬化、高血圧、糖尿病、認知症などのリスクも上がってしまうわけです。

ここに登場してくれた女性たちそれぞれが、それぞれのおしもの悩みを持っていることを知って、「私だけじゃない！」と思ってほしい。更年期によって女性ホルモンが減るのは、女性なら全員が経験することですが、それによって生じる悩みは人それぞれなのです。

人生いろいろ、悩みも千差万別。

親の介護経験から、将来、自分が介護されるときに備えて……と治療する人も少なくありません。

それから、取材をしていて、夫のことも少しは考えてあげなくてはと思いました。

ところで、喜田先生はどうして女性器の専門外来をつくろうと思われたのですか？

「最初は、女性としての感覚を大切にした医療に携わりたいと考え、産婦人科医の道へと進みました。そこで出会ったのが、自らの女性器に対する悩みを抱えている多くの患者さんでした。出産後に膣がゆるんでしまうという方はもちろん、その形自体に長い間コンプレックスを抱き続けている方もいらっしゃいました。きっと、この美容婦人科（婦人科形成）の診療は、女性たちの役に立つに違いないと思って、この診療に特化したクリニックをつくりました。近年は、ひとりひとりの患者さんの希望に沿って、さまざまな治療法が可能になりました。悩んでいる方はぜひ相談してほしいです」

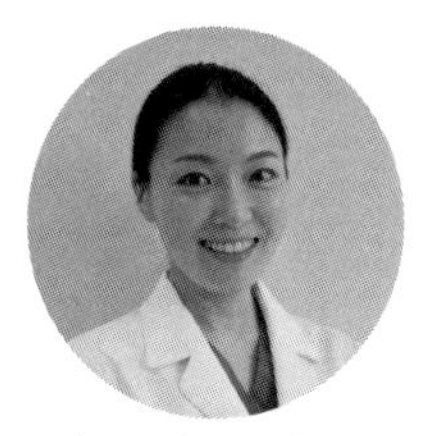

喜田直江 先生

なおえビューティークリニック 院長

きだなおえ／京都府立医科大学卒業後、産婦人科医として多数の分娩・手術を経験。その後、形成外科医としての技術を幅広く習得したのち、美容外科・美容皮膚科全般をおこなう。特に婦人科系の美容手術は日本有数の症例数を誇る。2011年、現クリニックを開院。デリケートゾーンを専門に治療する女性器の美容婦人科治療専門クリニックとして日本初。患者さんは20代の会社員から70代の主婦まで幅広い年代に及ぶ。「特に感じるのは、更年期以降のデリケートゾーンの悩みの深さと多様さです」と話す。
https://www.naoe-clinic.net/

なおえビューティークリニック
〒104-0061　東京都中央区銀座5-5-1
ニュウ銀座千疋屋ビル9F
☎03-5537-7560（完全予約制）

体験取材

2

外陰腟萎縮はどこまで改善できるのだろう?

CO_2（炭酸ガス）レーザー「フェムタッチ™」治療をおこなってみた

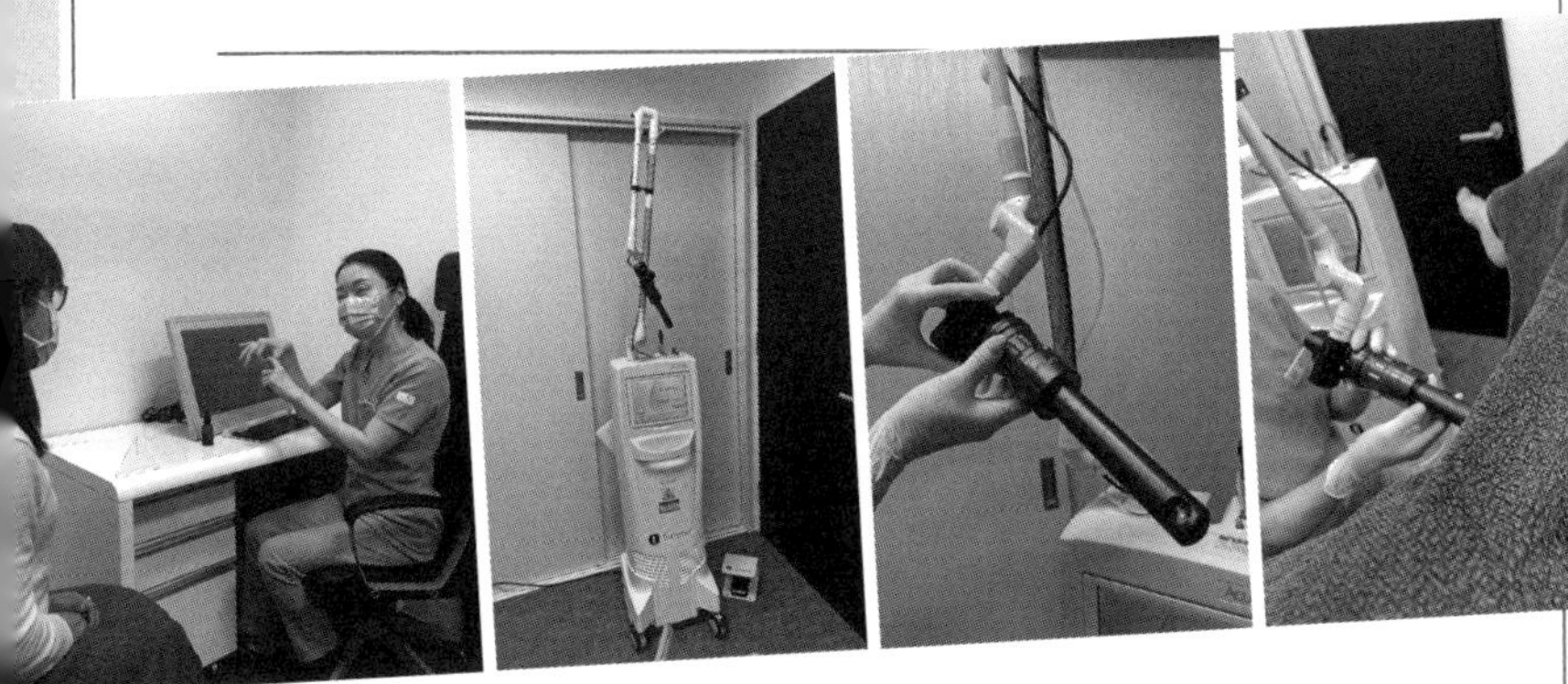

左から／
なおえビューティークリニック院長の喜田直江先生に腟マッサージの方法を教わる
CO_2（炭酸ガス）レーザー「フェムタッチ™」
直径2.5センチのアプリケーターはこんな太さ
内診台に乗って脚を開いた姿勢で、アプリケーターを腟に挿入し照射する

運動だけではどうにもならない腟の萎縮

腟は、若いころは女性ホルモンの働きによって、十分な弾力とうるおいがあって、スムーズな性交渉や出産ができるようになっています。さらに腟内が酸性に保たれていることで自浄作用が働いて、外からの雑菌の侵入を防いでくれているのです。30代のころは、腟の弾力やうるおいが失われ、乾燥するなんて、想像もできませんでした。

外陰腟萎縮症（VVA：Vulvar and vaginal atrophy）は、女性の多くが経験することで、閉経女性の最大80％のQOLに大きな影響を与えていると言われています。[4] 閉経後エストロゲンレベルが低下すると、腟の乾燥、かゆみ、性交痛、出血といった症状や尿路感染症が起こりやすくなり、尿もれ（切迫性尿失禁、腹圧性尿失禁）、尿路感染症などの泌尿器系の症状にも悩むようになります。

まさに私もそうです。過活動膀胱による頻尿や尿もれは、骨盤底筋体操やピラティスなどの運動で対策をしていますが、腟の萎縮は、運動だけではどうにもなりません。

外陰腟萎縮症の治療としてのファーストチョイスは、エストロゲン剤の腟錠などを腟に入れる局所投与。あるいは、おもにエストロゲンを補うホルモン補充療法（HRT）の全身投与ですが、私のように乳がんを経験している女性は、女性ホルモンの補充ができません。

また、女性ホルモンの補充では効果を感じなかった、という人もいます。

乾燥、萎縮改善のためのCO_2レーザーを決断！

そこで選択肢となってくるのが、近年、導入された腟へのフラクショナルCO_2（炭酸ガス）レーザー治療です。CO_2レーザー治療の機器も、各社から出ていています。

以前、CO_2レーザー治療を経験したのが3年前、この治療は定期的なメンテナンスとして半年から1年に1回、継続することで効果が持続すると言われています。

以前の治療で、膣の乾燥がかなり改善されて、不快度が下がっていたため、それに安心して膣ケアを怠っていた私。最近、乾燥や萎縮を感じ始めていました。寒い季節の頻尿や「ちょこっとモレ」も起こるようになり、これはまずい……。

そこで思い切って、CO_2レーザー治療をすべく、喜田直江先生の「なおえビューティークリニック」を予約し、お訪ねしたのでした。

おこなったのは、フラクショナルCO_2レーザー「フェムタッチ™」。

「事前の準備は何もいらない」とのことで、身ひとつで出かけていきました。

喜田先生のクリニックには、これまで約200名の女性が全国からこの治療を受けに来院しています。いずれも膣の乾きや性交痛に悩む、閉経後の女性たちです。人によっては、女性ホルモン補充療法や、座っているだけで膣の筋トレになるペルビックトレーナーを併用しているとか。特に、尿もれに悩む人は、ペルビックトレーナーを併用すると効果が感じられるそうです。

私には、ホルモン補充療法の選択肢はないので、フェムタッチによる治療の効果に期待！

果たして直径2・5センチが入るのか

でも心配だったのは、そもそもCO_2ガスレーザーを照射するためのアプリケーターが腟内に入るかどうか。

受診室で、喜田先生に「経腟超音波検査のプローブを入れるだけで出血するんです。私に入りますかね？」とその心配を口にすると、アプリケーターの先端を見せてくれました。

おー、想像よりかなり太い！

「直江先生、それ直径何センチありますか？」

「そうですね。2・5センチくらいですね」と涼しげな美しい笑顔の喜田先生。

「閉経後の女性のみなさん、それが入るんですか？　私には、ちょっと無理な気がします……」

「どうしても入らない方は、膣のオイルマッサージを1～2カ月おこなってもらってから、来ていただくこともあります」

「そうですか……。局所麻酔はするんですよね？」

「いえいえ、膣壁へのこのフェムタッチによる治療は、ほとんど痛みを感じませんから麻酔はしませんよ。膣は粘膜なので痛くなく、ダウンタイムも短いのがこのレーザーの特徴です。萎縮のレベルにもよりますが、1カ月間隔を開けて3回おこなうことで、症状の改善効果は上がります。その後は、メンテナンスとして、半年から1年に1回程度おこなっていただくと、効果が持続します」

　そのあと喜田先生は、「今日はシャワーのみ。湯舟に入るのは明日からにしてください。性交渉や激しいスポーツは、3日後からにしていただければ大丈夫です」といろいろ説明してくださいました。でも、私は「エーッ、麻酔しないの？」とそればかりが頭をグルグル。

看護師さんに促され、更衣室で施術用のスカートをお借りして、下半身はショーツもすべて脱いで、スッポンポンに。

「あの太さのアプリケーターは入らないよね」と思いつつ、恐々と内診台に乗ったのでした。

まず外陰部、腟を消毒して、ガーゼできれいに拭き取ります。

「センセー、そのガーゼ、痛いです!!!」

「そうですよね。ごめんなさいね。腟表面の水分をキレイに拭き取らないとレーザー照射が深層部まで届かないので、拭かせてくださいね」

「……」

「萎縮がかなり進んでますね。これだと、経腟超音波検査もつらいですね。セックスもできませんね。痛いですか？　我慢できますか？」

「やめます」と言いたいところでしたが、口から出た言葉は
「我慢します……」

「では、アプリケーターがスムーズに入るように、オイルを塗りますね。はい、では入れていきますよ。痛いのは最初だけ、奥に入ってしまえば痛くありませんから。レーザー照射自体も痛くありませんよ」

本当だ。膣の入り口は痛かったけれど、それを通り越して奥に入ると、痛みは少し弱まりました。

救われたのは、脇についていた看護師さんが、肩をやさしくなでてくれていたこと。膣の痛みに集中せずにすみ、心が落ち着きました。

看護師さんの存在って、痛みや不安に直面したときの患者にとって、とても重要なのだということを実感。看護師さんのやさしい手はあたたかくて、ウルっときちゃいました。

360度照射するためにアプリケーターを回転させるときは少し痛かったのですが、レーザー照射自体は、確かに痛みはあまりありませんでした。

そして照射は、3分程度で終了。

身支度をすませて、喜田先生の待つ診察室に向かうときには、もうまったく痛みはありません。出血が少しだけあったのでナプキンをしましたが、普通に歩けました。

「美加さん、ご自宅でも膣ケアをしましょう。自分で触るとわかると思いますが、膣用のオイルを人差し指につけて、指の第1関節まで膣に入れてマッサージしてください。ご自分で指を入れて見ると、膣の入り口に硬いところがあるのがわかります。そこを2〜3分でいいので、1日か2日に1回はお風呂上りにマッサージしてください。そうすれば次回の照射は、今回ほど痛くないと思います。1カ月後の予約をして帰ってくださいね」と喜田先生。

ケアをさぼっているとカチカチに

確かに、ここ何年も膣の中までオイルを入れてマッサージすることを忘れていました。

ケアしないと、膣も衰えるのですね。

顔や髪など、見えるところのケアは一生懸命していても、膣のケアはついつい忘れてしまう。毎月の生理がないから、なおさらです。

ごめんね、私のちつ。

さっそく、その晩からマッサージを試みましたが、膣はカチカチに硬くなっていました。「こ、こんなに硬い！ カチカチだ！」と驚くほど。

それから毎日、入浴後にせっせと指の第一関節まで膣口に入れて、膣のオイルマッサージを続けたところ、どんどん柔らかくなっていくのを感じました。やっぱり、ケアをすると違うのね。

1回目でフェムタッチの効果も感じました。

1週間ほど経つと乾燥がかなり減って、膣がくっつく感じがしなくなり、弾力やうるおいも少し感じるようになりました。過活動膀胱による「ちょこっとモレ」も少なくなりました。

2回目は、ガーゼで拭き取るときの痛みが軽減されていることを期待！

1回目の効果を2回目治療で感じるか？

ちょうど1カ月後、再び喜田先生のクリニックに2回目のフェムタッチ治療のために出かけました。

前の晩は、念入りにオイルマッサージをしました。「痛くありませんように……」と念じながら。

診察室で喜田先生に、ここ1カ月、腟マッサージを頑張ったことを報告。内診台に上がります。

「前回は、普通ならレーザー照射はせずに、まずはオイルマッサージを1～2カ月おこなっていただいて、腟を柔らかくしてから再度受診していただくような状態でしたからね」と喜田先生。

えーっ！　そうだったのか……。「我ながらよく我慢できました」と自分をほめてあげたい。

「消毒をしたあと、ガーゼで水分を十分拭き取らないと、レーザーの効果がしっかり出ないんです。では拭きますね。ごめんなさいね。痛いですか？」

と喜田先生。

「痛いけど、前回ほどではありませんっ！　格段に、痛みが楽です。1回目の照射の効果と毎日のオイルマッサージの成果が出ているのですね」

「そうですね。よかった。ではアプリケーターを腟に挿入しますね。どうですか？」

「こちらも痛くないです！」

「前回より、スルっと入りましたよ。では照射していきますね」

あぶら汗が出た1回目と比べると、確かに違います。これなら大丈夫。照射の痛みはまったくなく、アプリケーターを回転させるときにわずかに擦れる感覚があるだけです。

「最後は腟の入り口、外陰部に近いところを照射するので、若干痛みを感じるかもしれません。粘膜は痛みを感じにくいですが、外陰部は皮膚なので痛みを感じやすいんですよね」

「そ、そうですか……。あー、チクチク、ピリピリした痛みを感じます」

「我慢できますか？」

「はい！　我慢できます」

というわけで、数分で、360度、膣壁全体への照射は終了しました。

ここで、なぜCO_2レーザーが膣萎縮の治療になるのかを説明しておきます。

フェムタッチのCO_2レーザー照射で生じた熱作用によって、膣壁の組織が再構築され、線維芽細胞やコラーゲン生成が活性化。そのため約1カ月後には、血管に富んだ厚みのある膣粘膜が形成されます。つまり、ペラペラでカサカサだった膣の壁にふっくら感とうるおいが戻るということです。しかもそのことで、膣内のうるおいや乳酸桿菌（デーデルライン桿菌）の定着が回復する作用も。膣内のpH（ペーハー）環境を酸性に整えるので、感染症から膣を守ることにもなります。

また、尿道や膀胱を支える壁の支持組織も強化されるため、尿もれの改善にも効果を発揮します。
1回の照射で効果を実感できる人もいるそうですが、私のように乾燥してペラペラな膣の人は、2、3回の照射がおすすめだそうです。その後はメンテナンスとして、半年から1年に1回程度の照射をすると、効果が維持できるのだとか。

【フェムタッチの効果】

- 膣壁が柔らかくなり、弾力が戻る
- 膣内のうるおいが増す
- 膣の自浄作用が回復
- 性交痛の改善
- 尿もれの改善
- 性交時の満足度アップ

フェムタッチで3回治療した閉経後女性への調査研究を見ると、腟内の乳酸桿菌が合成され、腟内のpH値が正常な状態になり尿路病原菌の定着を防止、尿路感染症の発症も減ったという結果が出ています。[5] また、弾力性、分泌物、pH値、上皮の完全性、腟壁の湿潤性がいずれも上がり、腟のかゆみ、灼熱感、乾燥、性交痛、排尿障害の症状が減ったという結果も出ていました。[6]

うるおいを感じられて嬉しい

フェムタッチの2回目の治療を終え、1週間経った時点で、腟のうるおいを実感できました。

乾燥によって、腟が擦れることによる痛みを感じることがなくなりました。ランニングやヨガでショーツが食い込み、擦れて痛くて直す必要がなくなったのも嬉しい。

過活動膀胱の尿意切迫感はまだありますが、それによる「ちょこっとモレ」はなくなりました。

「過活動膀胱の尿意切迫感は、骨盤底筋の問題だけではなく、脳と膀胱の神経伝達の問題によるところもありますからね。フェムタッチは過活動膀胱などすべての尿もれを改善するわけではありませんが、骨盤底の萎縮や老化による尿もれには効果が期待できます」（喜田先生）

きっと1カ月経ったころには、もっと線維芽細胞やコラーゲン生成が活性化されるから、膣内だけでなく外陰部のうるおいも増すかなという予感はあります。そうすると硬いデニムを履いても、自転車のサドルがあたっても痛くない日が来るかも。

3回おこなうと効果の継続が効率的というデータもあるので、また治療に行きたいと思っています。

▼4……Simon JA.et al.Vajinal health in the United States:results from the Vaginal health:insight,views & attitudes suvey.Menopause(10) p.1043-1048,2013.

▼5・6……FemTouchを使用した閉経後の女性における再発性尿路感染症治療の初期体験 Steve Foley,et al.2008、外陰膣の状態改善のためのフェムタッチ治療 Dr.N.Marziali MD.2005

おわりに

私は更年期に入る直前の43歳で乳がんになりました。乳がんの治療を終えると、すぐ更年期に突入。さまざまな不調が入れ替わり立ち替わり押し寄せる更年期障害を経験しました。

更年期障害の治療のファーストチョイスは、女性ホルモン（おもにエストロゲン）を投与するホルモン補充療法（HRT）だと思います。しかし、乳がんにかかった私には、おこなうことはできません。

私の乳がんは、エストロゲンとプロゲステロンによって起こるタイプのがんです。運動、食事、漢方薬と試行錯誤しながら、更年期障害を乗り越えてきましたが、最後に残った不調はおしも、でした。まさにGSM（Genitourinary syndrome of menopause＝閉経関連尿路生殖器症候群）です。

「局所にエストロゲンを投与する腟錠なら、エストロゲンの血中濃度は変わらないから大丈夫」と勧める医師もいましたが、一度がんを経験した私は、とてもおこなう気持ちにはなれませんでした。

9人に1人の女性が乳がんにかかる日本で、同じ悩みを持つ女性は、非常に多いはずです。乳がんを経験していなくても、ホルモン補充療法や局所のエストロゲン腟錠投与では、GSMの症状が改善しなかった女性たちの声も聞きました。

おしもの悩みは多いのに、女性たちが声をあげることができていない日本。GSMに悩む女性の声を拾い上げて、世の中に知ってもらいたいと思い、これまでの取材をもとにこの本を書き始めました。そして、今まで我慢していた女性たちに、解決策や予防策を情報として提供したい。

取材を重ねるなかで、年々、この問題に取り組む医療者、専門家、企業が増えてきているのを肌で感じます。なかでも、その先駆者である4名の医師、関口由紀先生、八田真理子先生、喜田直江先生、慶田朋子先生のGSM医療を、ぜひ知っていただきたいと思いました。

今回ご紹介できなかった医師やコメディカルの人のなかにも、素晴らしい医療やケアをおこなっている現場の専門家たちがいます。今後も取材を重ね、正しい情報を提供できたらと思っています。

最後になりますが、この本の企画、編集、制作すべてに素晴らしいリーダーシップを発揮してくださった野津山美久さんに心より感謝申し上げます。

2021年3月

女性医療ジャーナリスト　増田美加

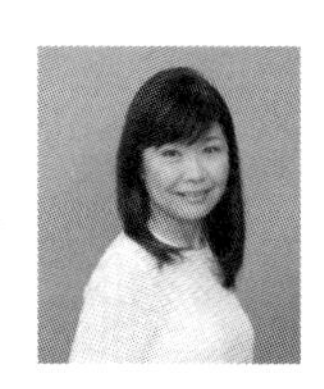

増田 美加
Mika Masuda
女性医療ジャーナリスト

エビデンスに基づいた健康情報&患者視点に立った医療情報について執筆、講演を行う。
女性誌『婦人画報』『GINGER』『MyAge』ほか、女性WEBマガジン『MYLOHAS』『GINGER web』『講談社現代ビジネスFRaU』ほかで女性のヘルスケアや医療の連載を行う。テレビ、ラジオにも出演。乳がんサバイバーでもあり、がんやがん検診の啓発活動を行う。著書に『医者に手抜きされて死なないための　患者力』(講談社)、『女性ホルモンパワー』(だいわ文庫)、『後悔しない歯科矯正』(小学館新書)ほか多数。

NPO法人「乳がん画像診断ネットワーク(BCIN)」副理事長。
NPO法人「女性医療ネットワーク」理事。
「マンマチアー委員会　〜乳房の健康を応援する会」主宰。
NPO法人「みんなの漢方®」理事長。
NPO法人日本医学ジャーナリスト協会会員。

もう我慢しない! おしもの悩み
40代からの女の選択

2021年4月2日 初版発行

著　者　増田美加

デザイン　齋藤知恵子
ＤＴＰ　白石知美(システムタンク)
編　集　野津山美久

発行人　長嶋うつぎ
発行所　株式会社オークラ出版
〒153-0051 東京都目黒区上目黒 1-18-6 NMビル
電話 03-3792-2411(営業部)　03-3793-4939(編集部)
https://oakla.com/

印　刷　中央精版印刷株式会社

PRINTED IN JAPAN ISBN978-4-7755-2956-0